決定版

真向法《まっこうほう》

3分間4つの体操で 生涯健康

公益社団法人 真向法協会 編

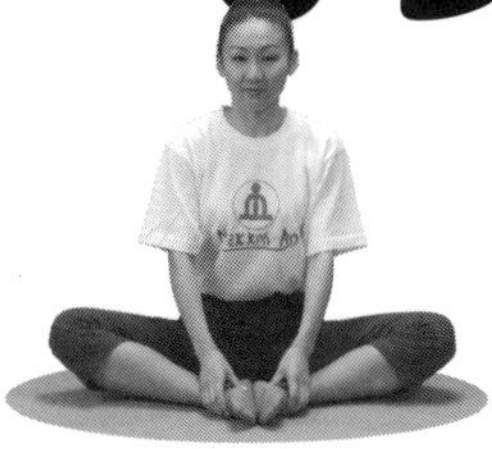

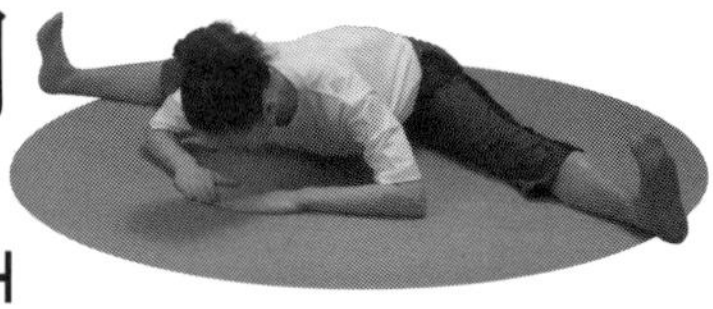

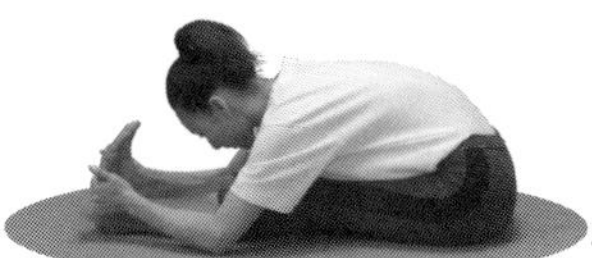

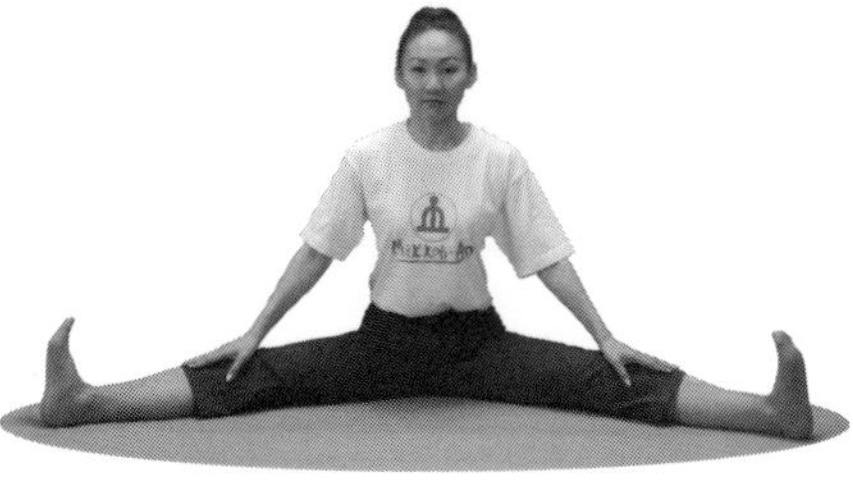

農文協

真向法体操　理想形と初心者の実修法

第一体操　正しい座りは赤ちゃんの座り

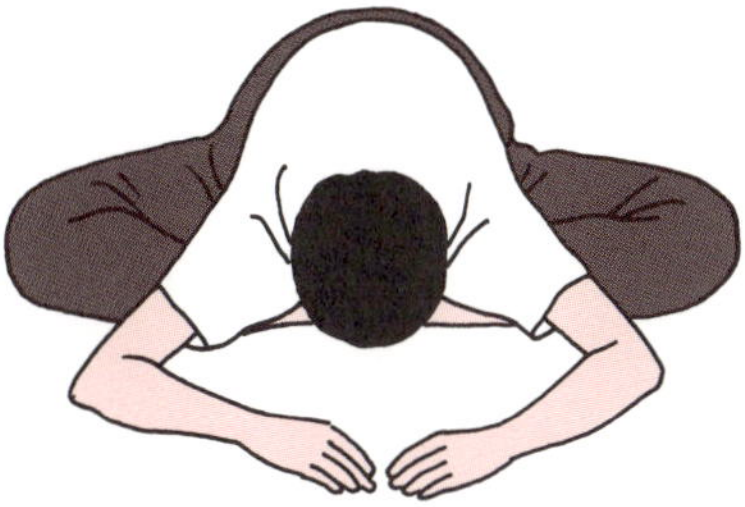

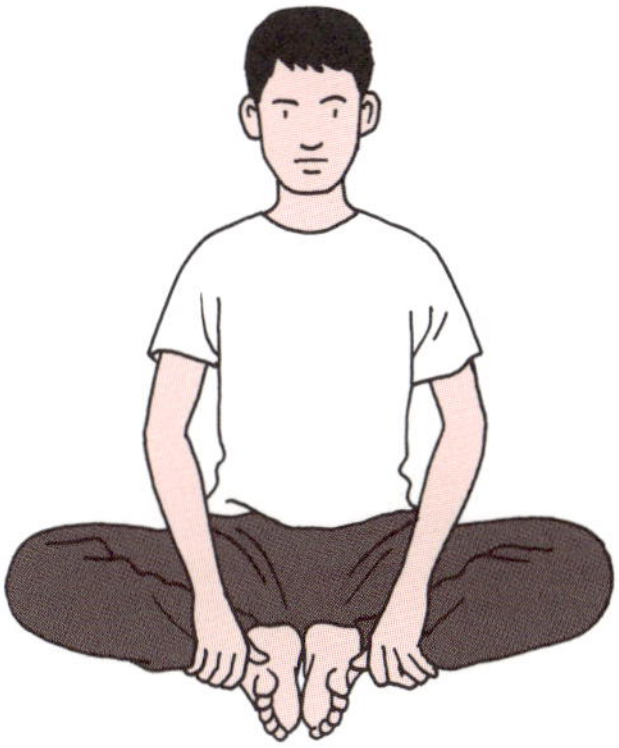

理想形は、両足をそろえ足の裏をできるだけ上に向け、両膝を床に近づけて座る。この座り方を楽座《がくざ》といい、最も自然な赤ちゃんの座り方。
そして、顎《あご》をひき、正面を向き、胸を張り、腰をシャンと立て、背筋を伸ばす。
次にお辞儀の要領で、息を吐きながら、上体を腰から前に静かに倒していく。

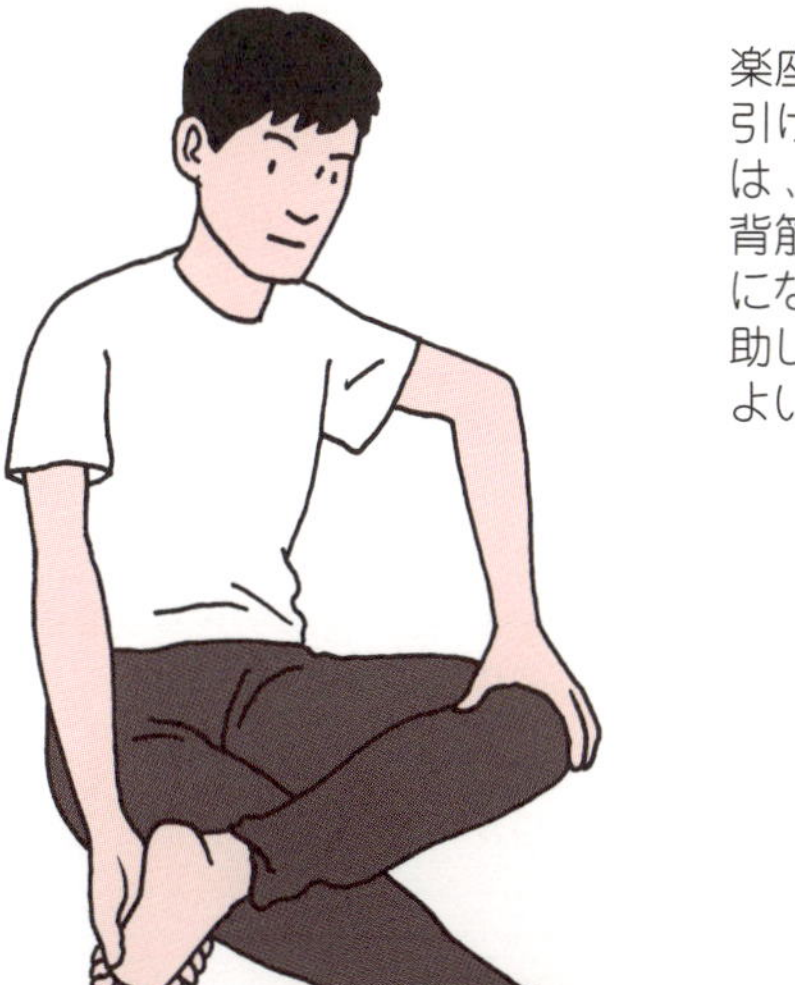

足裏を上に向けてのせる。

膝や足首が柔軟でない初心者は、片方の脚の膝を曲げ、他方の伸ばした脚の大腿《だいたい》の上に載せ、足の裏を上向けにする。片手は折り曲げた膝を押さえ下へ押すようにし、股関節を柔らげる。

楽座をして腰が引けてしまう人は、腰が立ち、背筋が真っすぐになるように補助してもらうとよい。

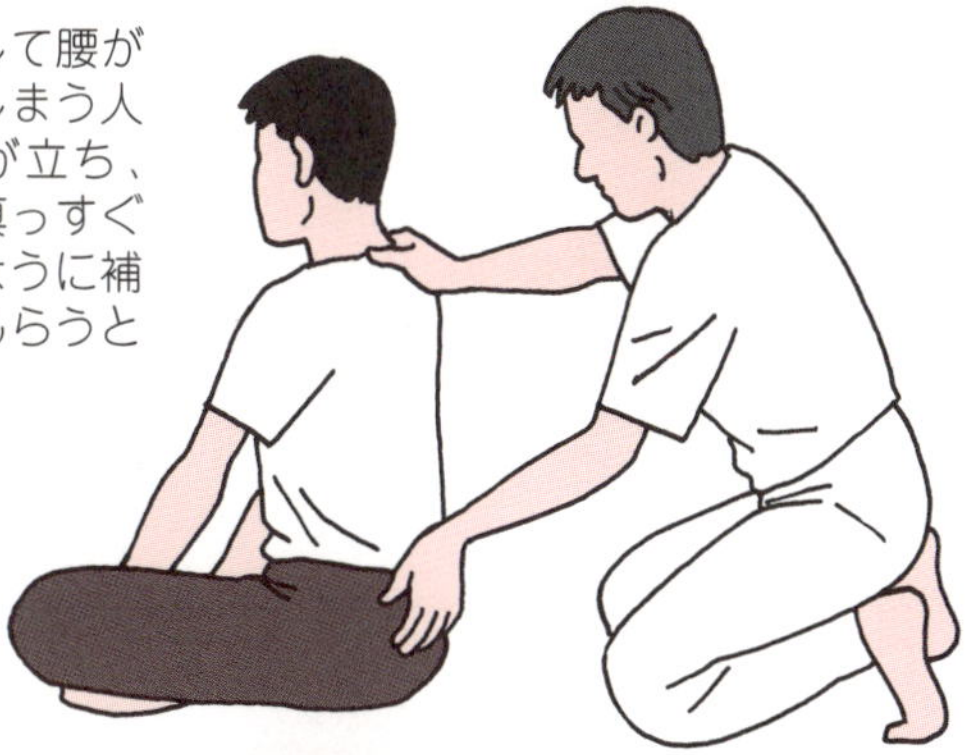

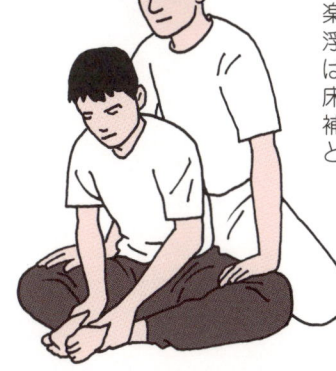

楽座をして膝が浮いてしまう人は、浮いた膝が床につくように補助してもらうとよい。

第二体操　脚の裏筋を伸ばし後姿を美しく

理想形は、両脚をそろえ、膝を真っすぐに伸ばし、前に投げ出して座り、足首は鋭角に立てる。そして、股関節を屈伸点にして、息を吐きながら、静かに上体を前傾していく。両手は、脚にそって外側をすべらせる。

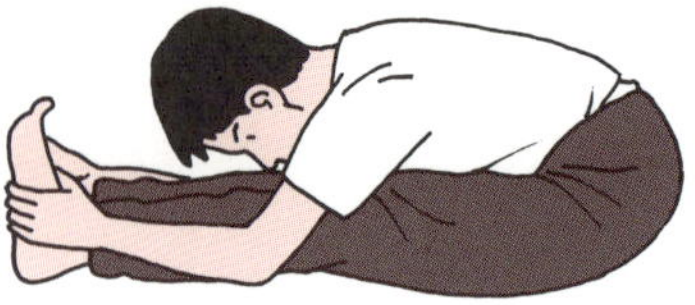

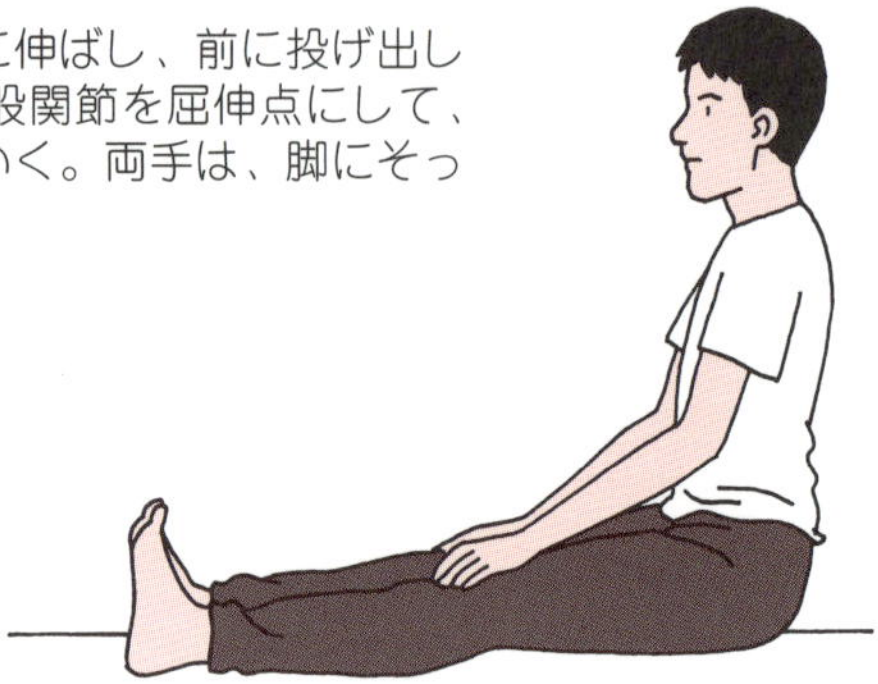

膝が浮いてしまう人は、脚の裏筋を伸ばす体操をするとよい。胡座《あぐら》のまま、片方の脚だけ前方に投げ出して上体を前傾させ、息を吐きながら上体を静かに倒し、裏筋を伸ばす。伸ばした脚の側の手で足の外側を握り、反対の手は伸ばした膝に置く。

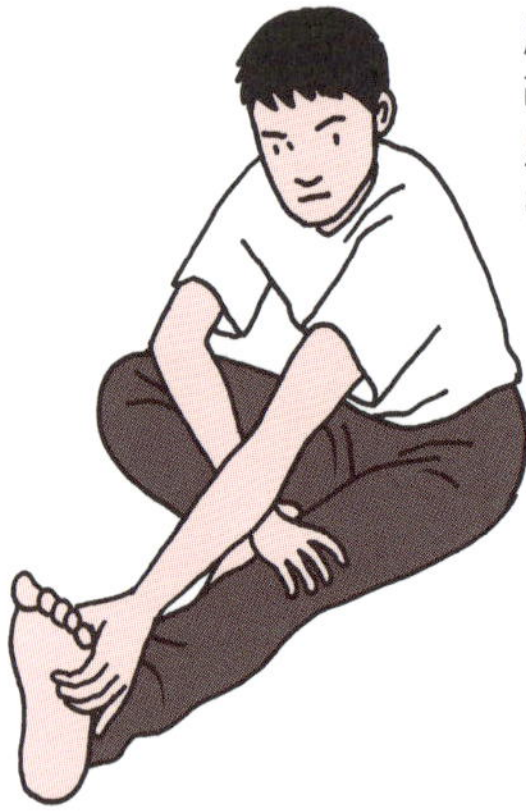

背筋をシャンと伸ばすことが第二体操の要点。腰と背筋が伸びるように補助してもらうとよい。

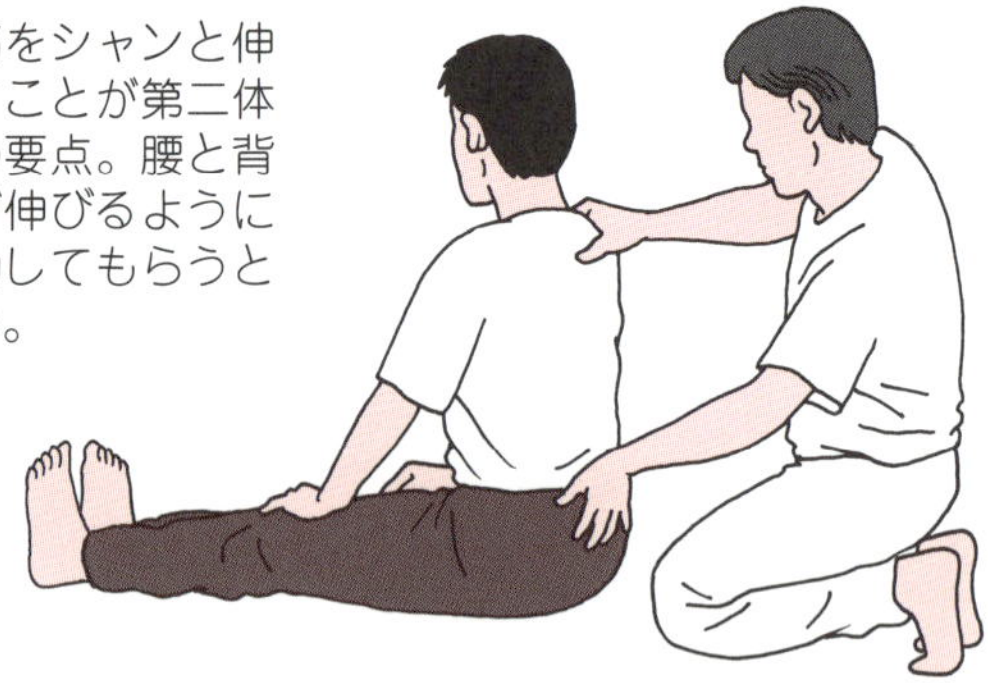

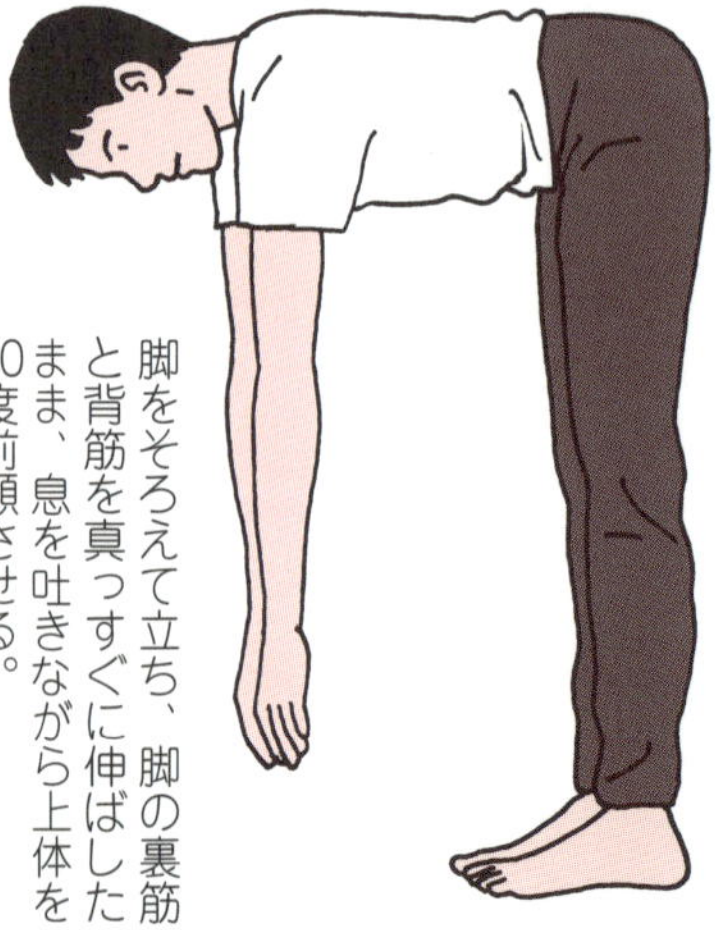

脚をそろえて立ち、脚の裏筋と背筋を真っすぐに伸ばしたまま、息を吐きながら上体を90度前傾させる。

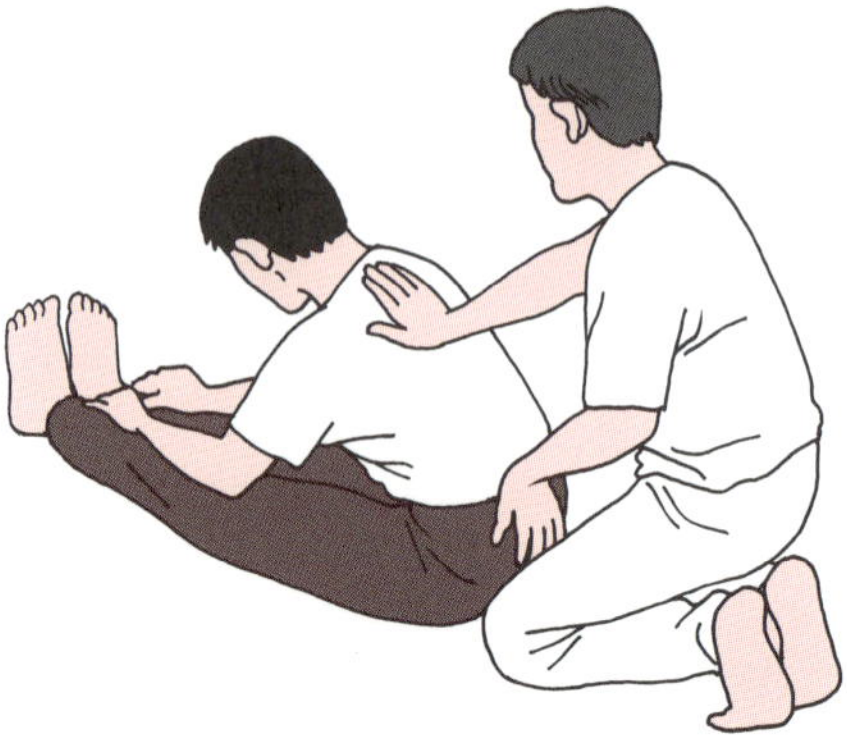

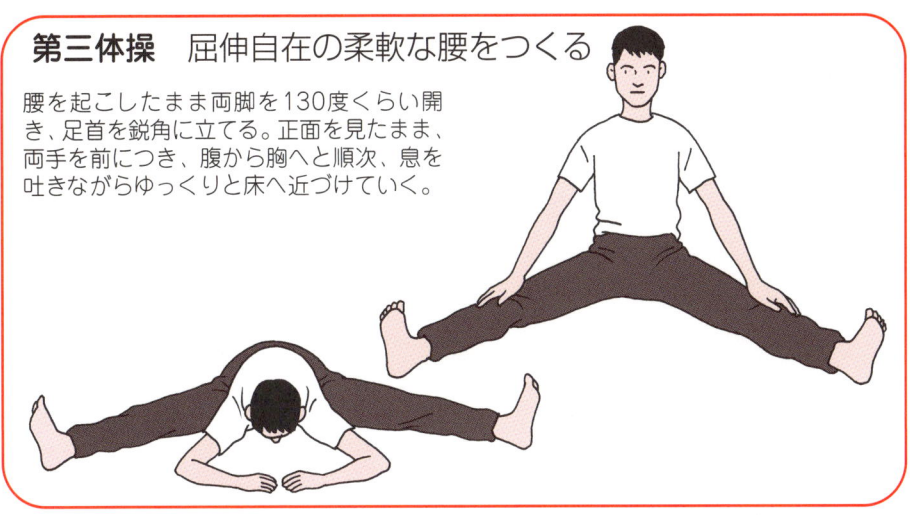

第三体操　屈伸自在の柔軟な腰をつくる

腰を起こしたまま両脚を130度くらい開き、足首を鋭角に立てる。正面を見たまま、両手を前につき、腹から胸へと順次、息を吐きながらゆっくりと床へ近づけていく。

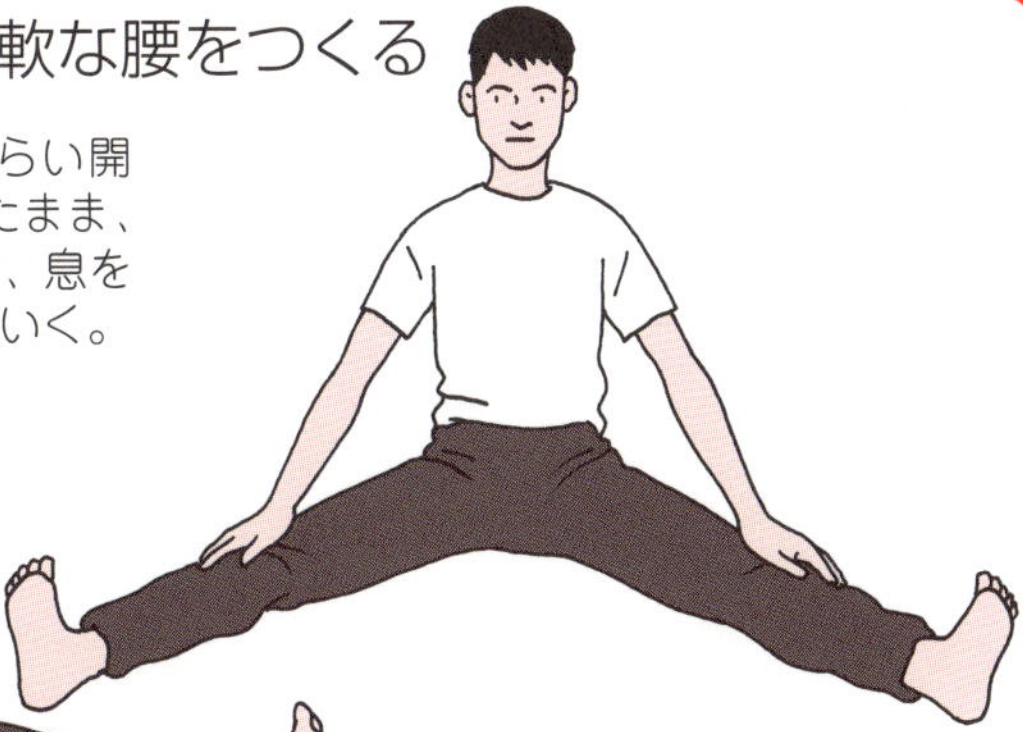

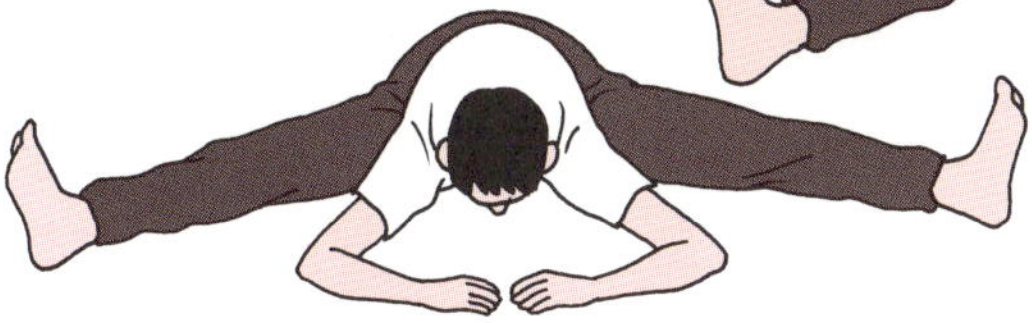

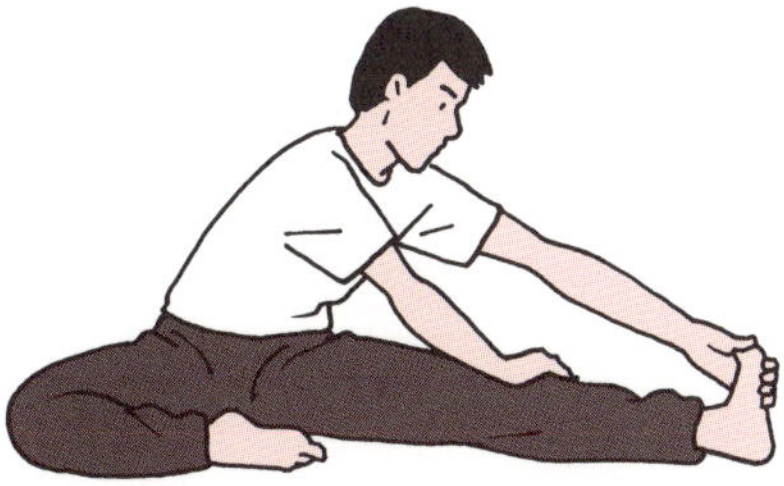

腰まわりの筋を柔らかくするには、上半身を捻転させ、息を吐きながら伸ばした脚のほうに上体を引きつけると効果的。

開脚が100度以下で腰が引けている人は、腰を立てるために座布団を二つ折りにして尻の下に敷いて行なうとよい。

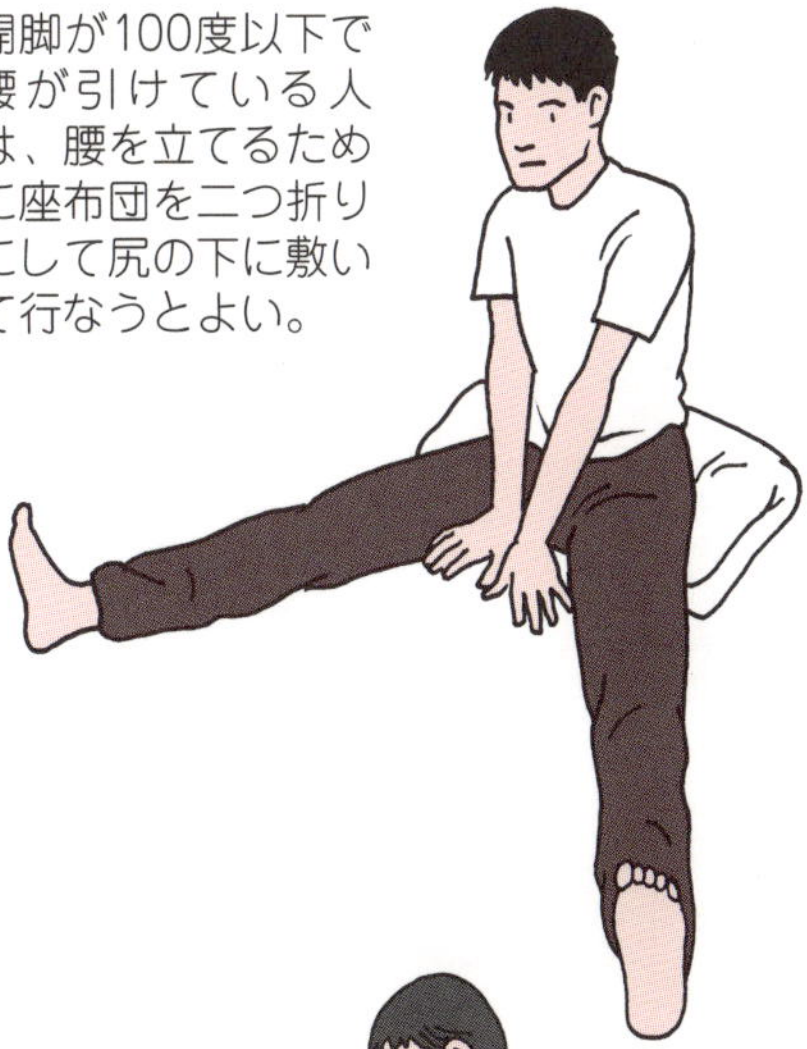

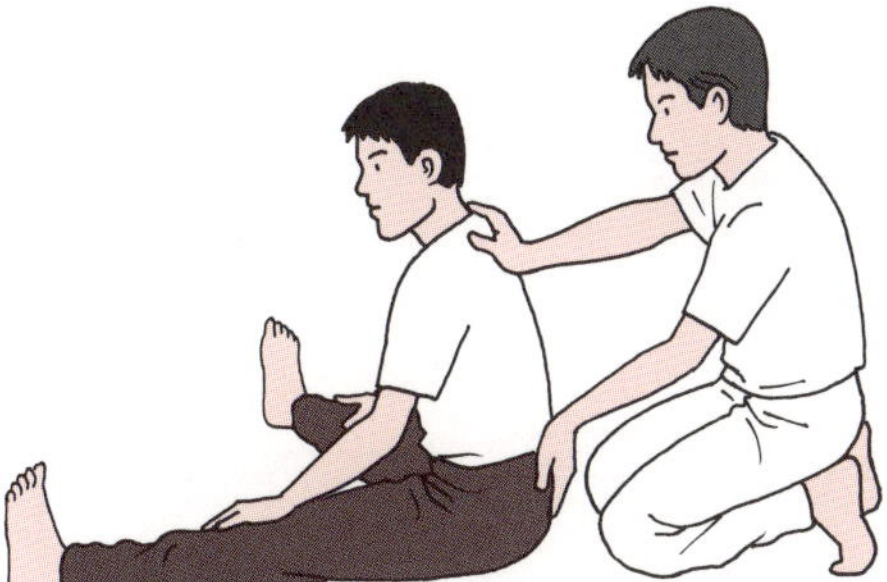

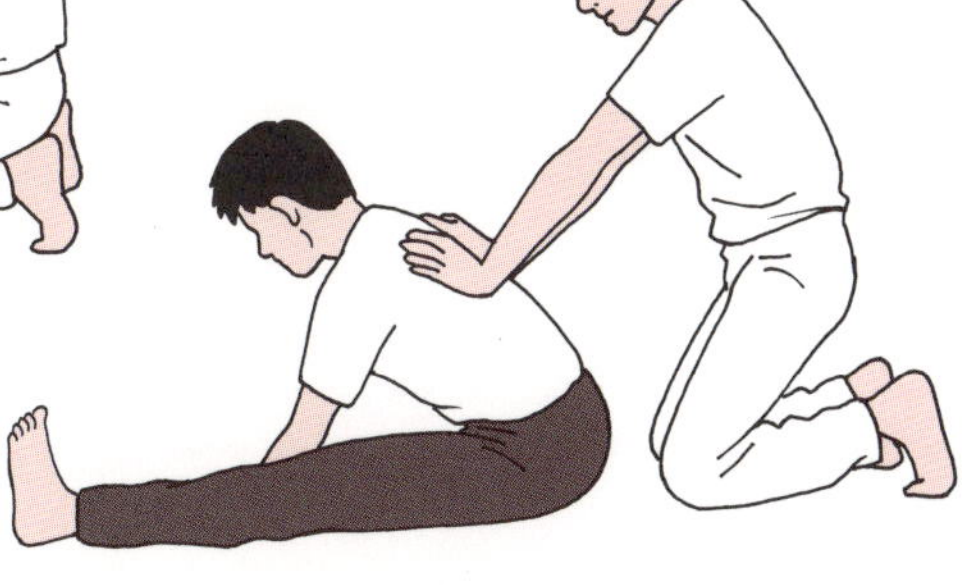

腰が引けて立たない人に対する補助（上）と背が丸くなる人に対する補助（右）。

真向法体操　理想形と初心者の実修法

第四体操　ゆったり伸ばして腹式呼吸

割り座の姿勢から両手を後ろにつき、息を吐きながら上半身を静かに後方に倒していく。倒れたまま、両手を真っすぐ伸ばし、1分間くらい静かに大きく腹式呼吸を行なう。

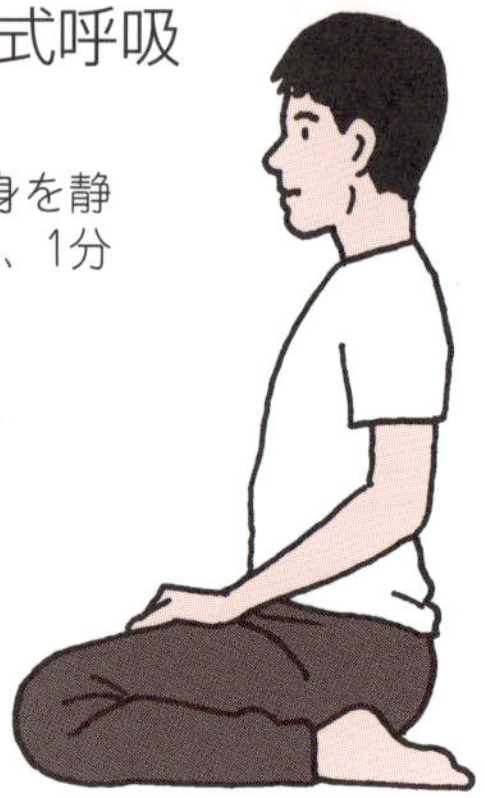

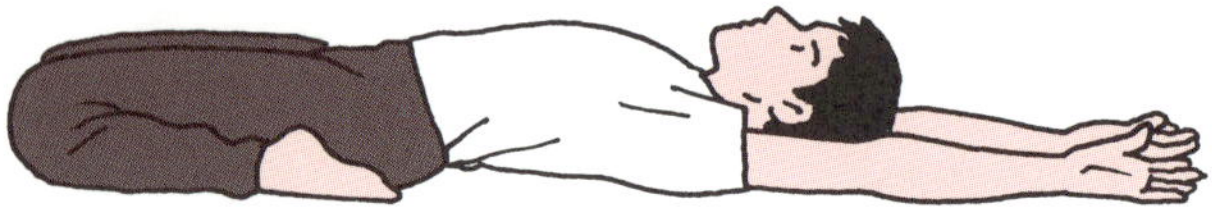

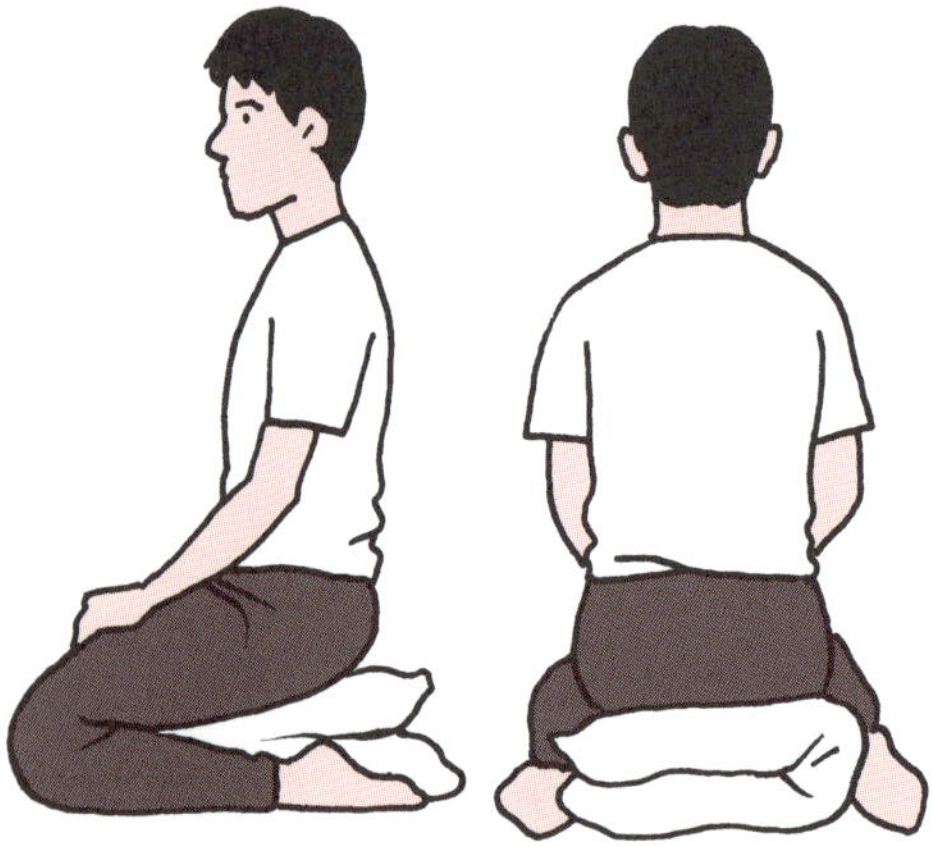

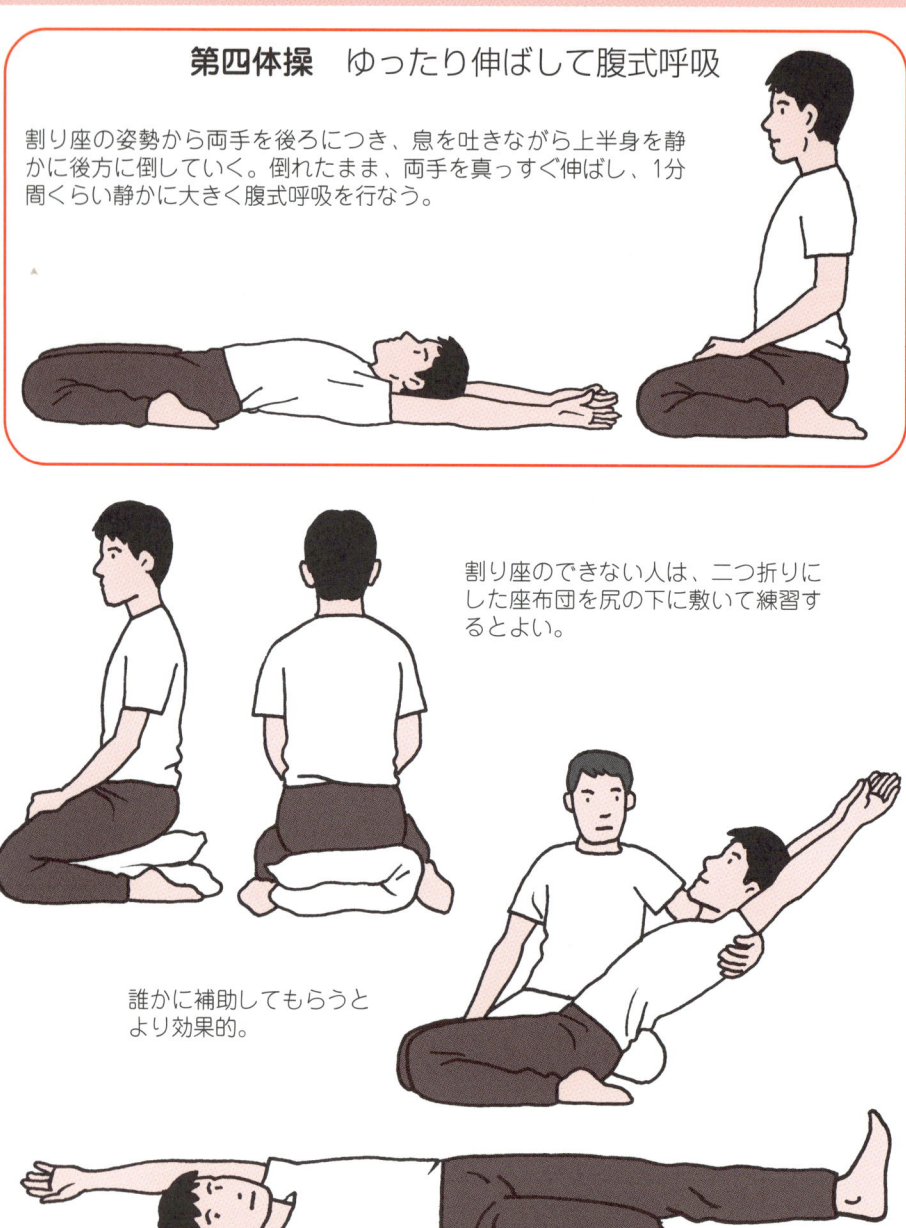

割り座のできない人は、二つ折りにした座布団を尻の下に敷いて練習するとよい。

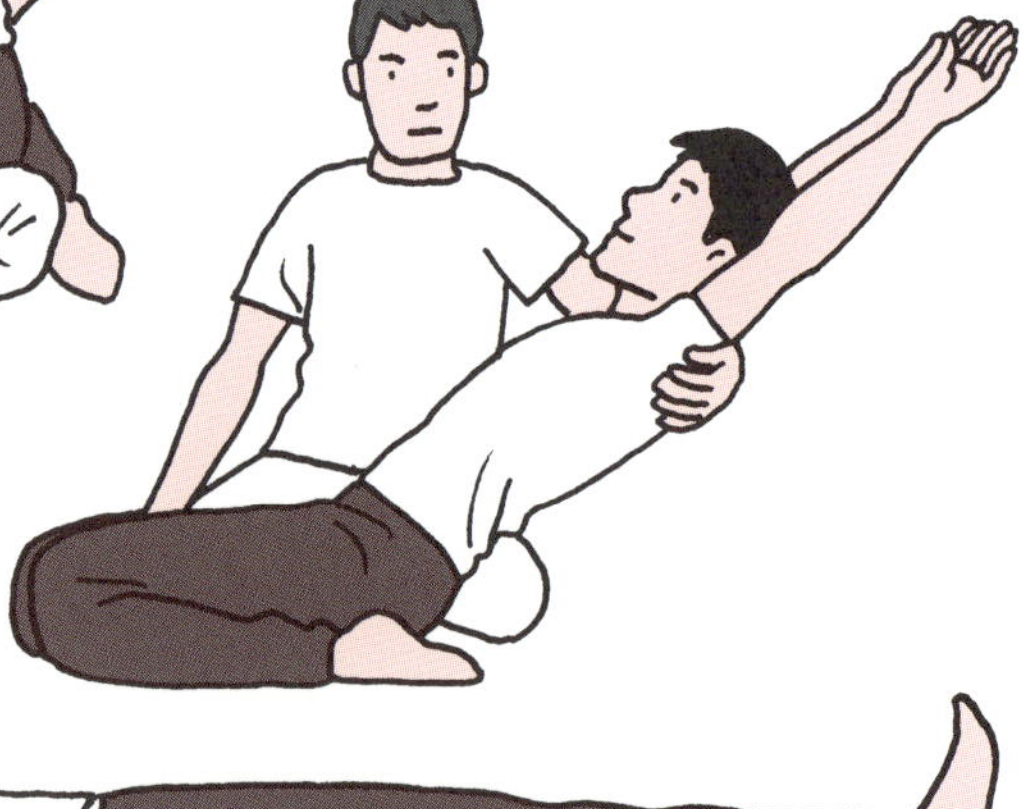

誰かに補助してもらうとより効果的。

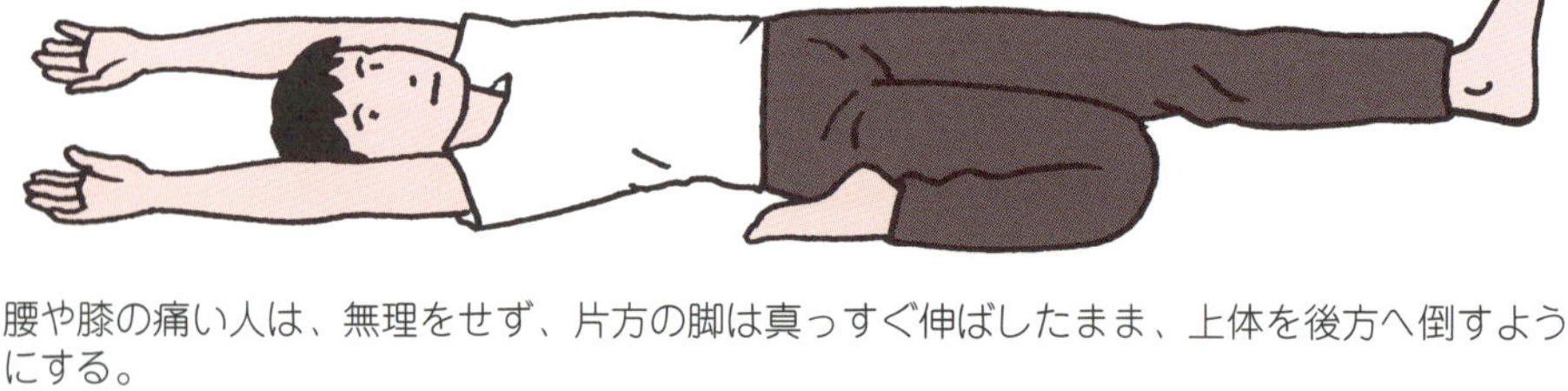

腰や膝の痛い人は、無理をせず、片方の脚は真っすぐ伸ばしたまま、上体を後方へ倒すようにする。

はじめに

現代医療の進歩と日本人の健康意識の高まりによって、今では人生百年も夢ではなくなりました。

しかし、その長命も惚《ぼ》けたり寝たきりだったりでは寂しい人生になりかねません。自立した健康百歳の長寿こそ私たちの願いです。

それでは、そのために日ごろから何か対策を講じているかというと、必ずしもそうではないようです。

真向法では「健康」を「健」と「康」の二つに分け、さらに体と心を加え、「健体康心」と定義し、その理想像をあどけない「赤ちゃん」に求めます。赤ちゃんはまさに童顔であり童心の持ち主です。赤ちゃんの身体は自然の設計どおりに柔らかく動きます。それゆえ真向法では、これに「童体」の二文字を加えて「三童」、つまり「童体・童顔・童心」の創造を目標としています。その三童の創造のために行なう「腰」の屈伸運動が真向法体操です。

真向法は、仏典の礼拝にヒントを得て体操化したものです。上半身と下半身を腰から二つ折りにする礼拝（お辞儀）は、腰の完全屈曲運動でもあります。

また、このていねいなお辞儀は身体の前傾動作にあわせてゆっくり静かに息を吐き出します。吐ききるとやや早めに息を吸いながら、元の姿勢にもどります。これは呼吸法でいう「出息長・入息短」の状態に一致します。つまり礼拝は正しい呼吸法でもあったのです。真理は一つ、先人の英知には感じ入るばかりです。

つまり、真向法体操のお手本は「赤ちゃん」、実践要領は「お辞儀」ということになります。

真向法体操は、たった四つの動作からなり、誰でも、いつでも、畳一枚の広さがあればどこでもできます。時間がないという人は、たとえば、テレビを観ながら、ラジオを聞きながらでもできます。朝夕わずか三分間、真向法体操をやってみませんか。

真向法は脚を若返らせ、腰の関節を正しくととのえ、私たち人間が本来持っている生命力(健康であろうとする力・自然治癒力)を蘇らせようとするものです。一見単純に見える四つの体操ですが、正しく継続して行なえば姿勢を自然に矯正し、内臓を元気にし、全身の血行や神経の伝達を円滑にする効果があります。真向法は、病気にかかりにくい心身を自らの潜在的な力でつくり出す積極的な健康法なのです。

一方、脚や腰の筋肉が硬化・萎縮してしまっている人にとっては、真向法体操はなかなか容易ではないことも事実です。最初は「痛み」がともないます。しかし、痛いからといってあきらめてしまっては、筋肉の硬化・萎縮は日一日と進行していってしまいます。たとえ上手に行なうことができなくても、完成(理想)のかたちに無理のない範囲で近づけようとするだけで、十分な効果が得られます。大切なのは継続です。続けていれば身体の柔軟化は自然と後からついてきます。

本書は、この「無理なく」やる方法に重点をおいてまとめました。

今、真向法のファンは全国に百万人おります。そのうちの多くは「首筋や肩がこる」「腰が痛む」「疲れやすく、身体がだるく、倦怠感がある」「手足の先が冷たい」「姿勢が悪く身体が硬い」「いらいらする」「何かを積極的にやる気がしない」などの不和不調を感じて真向法を実修するようになった人です。そして、実修するうちに不和不調から解放され、真向法を暮らしのサイクルに繰り込み、快適な日々を送っておられます。

健康な実りある人生は、ほかから与えられるものではありません。みずからの丹精で創造するものです。本書に出合った方々が、真向法を実修し、たった一度だけの人生を健康で実りあるものにすることを心から念願しております。

二〇一四年一月

公益社団法人　真向法協会　会長　佐藤　良彦

目次

第2部　真向法の実修

☆真向法実修の三原則

第1章　真向法体操のやり方と理想形

第2章　真向法体操の実修

撮影　小倉　隆人
イラスト　角　愼作
モデル　藤田　紗栄

第1部

真向法とは何か

☆真向法の七徳

1 自然治癒力がつき、病気やケガに強い体質をつくる
2 美肌をつくり、若々しさを保つ
3 ストレスが解消され、仕事や生活に張りがみなぎる
4 熟睡をもたらし、疲労感を一掃する
5 食欲が増進し、便通がよくなる
6 頭寒足熱の状態をつくり、代謝が活発になる
7 大脳が活性化し、仕事の能率が向上する

第1章　真向法体操の由来

1　頭面接足礼

真向法は、長井津《わたる》先生（明治二十二年〈一八八九〉生まれ、昭和三十八年〈一九六三〉交通事故により没）によって創案されました。長井津先生は福井県の勝鬘寺《しょうまんじ》という浄土真宗のお寺の五男に生まれました。小さいときから犀利で、お寺さんの息子に似ず、商売で身を立てようとされました。

長井青年は、村での学業を終えると勇躍上京し、縁あって、越後・新発田から出て大倉財閥を一代で築いた大倉喜八郎に師事しました。長井青年の努力、熱意、誠意は大倉喜八郎の認めるところとなり、三〇歳のときには呉《くれ》支店長に抜擢《ばってき》され、その後も商売に励み、地位も財産も手に入れました。

しかし、金を追いかけるだけの毎日毎日の生活は少しも心楽しいものではありません。部下を

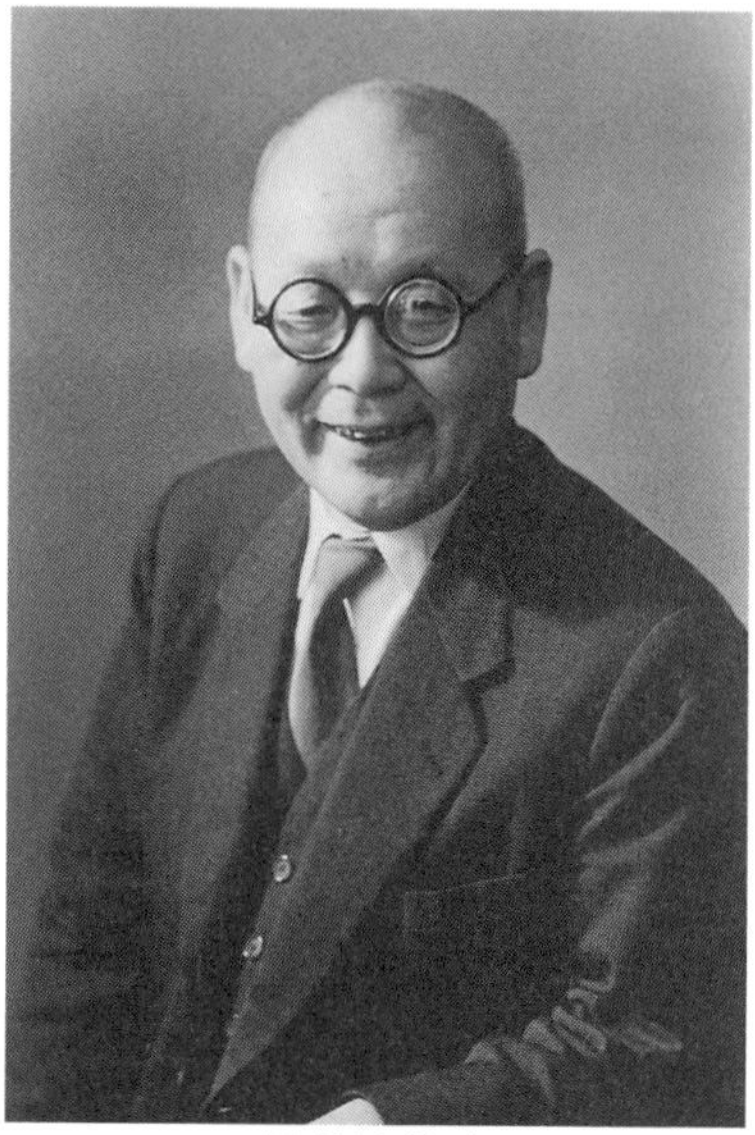

長井津先生

叱咤しながら朝から晩まで金儲けに邁進するという毎日。仕事の成績をあげるため、責任者として不本意な後ろめたいこともしなければいけない。こうした煩悶を抱えると、概して人間は不摂生な生活に陥りがちです。その当然の帰結として、四二歳のとき長井津先生は脳溢血で倒れました。お医者さんの手当てで一命はとりとめたものの、半身不随の身になり、「半身不随は生涯治らない」と宣告されてしまいました。

半身不随の身は辛いものです。いっそ死んでしまいたいと思ったこともありましたが、死ぬ勇気もありません。身も心も、惨憺たる状態でした。そんな希望のない生活を二年ほどしているとき、ふっと思い当たることがありました。それは、こうして漫然と死を待つより、なんとかこの悩める心だけは救われたいという願望です。お寺の出だけに、そのようなひらめきがあったのでしょう。

そこでこんどは、そのためにどうすればよいかを一所懸命考えました。ようやく考えついたのが、お釈迦さまの教えを自分で学ぶということです。お釈迦さまの教えは、死に直面しても平常心を失わない、つまり悟りの道だと聞かされていたからです。

幸い、生家の勝鬘寺には「勝鬘経《しょうまんぎょう》」というありがたいお経があります。勝鬘経というお経は、サンスクリット語による原典は失われ、チベット語訳と二種の漢訳が現存しています。内容は、舎衛国《しゃえいこく》波斯匿《はしのく》王の王女勝鬘夫人（勝鬘とは勝れた髪飾りの意）がした説法です。お釈迦さまがした説法そのものではなく、勝鬘夫人がした説法をお釈迦さまが承認するという形をとった仏典（お経）です。その意味でも、また出家《しゅっけ》していない在家《ざいけ》女性の説法という点でも特異なお経といえます。

聖徳太子が数ある仏典の中からより尊いものとして三つを選び、それを解説された「三経義《さんぎょうぎ》疏《しょ》」というものが法隆寺に遺されていますが、それにも、法華経《ほけきょう》、維摩経《ゆいまきょう》とともに選ばれ、「勝鬘経義疏《しょうまんぎょうぎしょ》」として知られています。

長井津先生は、勝鬘経を一語一句、納得がいくまで読み込んでいきました。何日目かに、勝鬘経の中の次のような言葉に出合いました。

漢訳の訓読文

勝鬘および眷属《けんぞく》、
頭面《ずめん》をもって御足《みあし》に接して礼し、
咸《ことごと》く清浄心をもって、
仏の実《まこと》の功徳を歎じたてまつりにき。

現代語訳

勝鬘夫人と一族・従者たちは、
頭《こうべ》を仏の御足に接して礼拝し、
皆清らかな心をもって、

仏の真実の徳を讃美したてまつった。

（『聖徳太子仏典講説　勝鬘経義疏の現代語訳と研究』（大明堂刊）

「頭面をもって御足に接して礼し」（頭面接足礼《ずめんせっそくれい》）とは、古代インドの礼法の一つで、両手を伸ばして掌で相手の足を受け、相手の足に自分の額をつけ、押しいただいて拝むことです。

このような礼拝を誠心をもってするには、相手をよほど尊敬し、自分のすべてを委ねる気持ちがなくてはできません。そして、お釈迦さまの教えを学ぶということは、お釈迦さまを心から信頼し、心を豊かに保つと同時に、その心を、このように「かたち」に表わすことが大事なのだと、勝鬘経は説いているのだと思い至ったのです。

それに気づくと、長井津先生は実際に頭面接足礼をやってみようとしました。しかし、手や足、腰が硬く、曲げようにも曲がりません。「自分は、金だけを追い求める硬直した心しか持っていなかったから脳溢血になったと思っていたが、加えてこの身体の硬さが脳溢血を引き起こしたのだ」ということを悟りました。身体が硬いということは血管も硬いということです。

それから三年、真向法の創始者は一心不乱に勝鬘経を学ぶと同時に、少しずつ少しずつ頭面接足礼を修得していきました。石の上にも三年といいます。硬直しきっていた腰が柔らかくなり、屈伸ができるようになると、不自由だった半身はもとどおりに動くようになり、以前にも増して健康になっていきました。

この「頭面接足礼」が真向法の第一体操の素形です。

2　心身の柔軟さを取り戻す

その後、長井津先生は、中国の道教に起源を持つ大自然の恩恵を体内に取り入れる「導引」の考えを取り入れて「真向法」を完成させていきます。

導引とは、天地・大自然に充満している恩恵、つまり健康や不老長寿に益のあるものをすべて体内に導き入れるということです。

ここに空気があります。あなたの肺が整備されていれば、この空気を導引でき、新鮮な空気を全身へ送ることができます。ここに食べものがあります。あなたの胃がすこぶる元気であれば、食べもののすべてを導引でき、全身の栄養・エネルギーに変えることができます。この整備されているということ、元気であるということは心身が柔軟であるということです。内臓器官や心が硬かったら、これらを導引できません。

たとえば、土でも硬ければ水分や肥料分を導引できず、植物は旺盛に育つことができません。心が硬ければ、友人の話しも素直に聞けず、友人のよさも導引できず、いつしか自分自身が乾ききって、無味乾燥な人間になってしまいます。

この柔らかいということは、心身、つまり精神（心）、筋肉、血管、神経、内臓など、みな柔らかいということです。全身を柔らかく整備し、導引する力を増し、生命を輝かせることです。

文化を英語でカルチャー（Culture）といいますが、その原義は土を耕すということです。土を耕し、柔らかくして水はけをよくする。そうすれば空気をたくさん取り込むことができ、ミミズや微生物、バクテリアが豊富に繁殖し、土そのものが生きてきます。その豊かな土に作物を植えればすばらしい収穫ができます。

人間も、それと全く同じです。身体や心が柔軟になるように手入れをし、いろいろのものを導引すれば、その人の生命や思想はますます豊かになり、それがおのずとにじみ出てきます。それが本当の教養というものでしょう。


このように、創始者は半身不随という悪条件と闘いながら、根気よく屈伸運動を継続しました。その結果、足腰の血液循環が次第に正常化し、細胞の新陳代謝が活発になり、数年後には、再び健全な心身を取り戻すことに成功したわけです。

この事実は奇跡でも偶然でも、また特別の幸運でもありません。私たちの身体には、もともと健康になろうとする力があるのです。「自然治癒力」とか「自然良能」といいます。その自然治癒力をより活性化させたわけです。今流にいえば、リハビリテーション、それも他動的ではなく自力で、セルフリハビリテーションに成功したのです。

この喜びは、本人でなければ到底理解できるものではありません。そして「病気になったおかげで、金儲けより大切な命儲けの道を教えていただいた。この喜びを世に伝えるのが、残された人生の使命である」と決心したのが昭和八年（一九三三）五月のことです。

3　自然な姿が病気を退散させる

頭面接足礼にヒントを得て、四つのポーズに整理したものが真向法体操なのです。これは創始者にいわせると、すべて大昔からあったお辞儀だといいます。自分は、ただ実行して救われただけで「創ったわけではない」といいます。

確かに、真向法の第一体操にしても、古来日本人はみなこのようにして座っていました。三月節句のお雛さまを見ても分かります。太宰府天満宮の菅原道真公の座像もこのような座り方です。それから、お百姓さんがわらじをつくったり、縄を編んだりするときも同じように座ります。赤ちゃんは例外なく、無心にこのように座ります。真向法では、この座り方を「楽座《がくざ》」といいます。

ですから、真向法の姿は人間として最も自然な姿といわなければなりません。人間の身体は神様が設計されたとしかいいようがありません。人智を超えた絶妙な存在だからです。その神様が設計されたとおりの姿に戻したところ、半身不随が克服され、脳溢血の後遺症が全治したというわけです。

人間本来の自然な姿が、現代社会における不自然な生活環境や行きすぎた便利さなどにより狂ってしまい、身体が歪んでいるのです。その歪みをもとに戻せば病気が治るというのは必然であります。

4　真向法の誕生

はじめは創始者の体験だけが、いわば理論でしたから、誰にも信用してもらえませんでした。そこで、仏典にちなみ「念仏体操」と命名しました。しかし、この名は宗教的色彩があるとして、「身心柔和法」と改称します。ついで「礼拝体操」と改めてみました。

太平洋戦争の熾烈な戦況に対処しようと「昭和体操」という名前にもしました。昭和二十年（一九四五）八月の終戦の日には、ただちに「中正柔和法」と改称し、混乱と虚脱状態にある街頭に出て、日本人の精神復興を呼びかけました。このように、呼び名が次々に移り変わったということは、創始者自身がいかに苦悩したかの歴史でもあります。

そして、二十一年（一九四六）正月、不変の「真向法」が誕生します。これは、正月にみずからつくった和歌

真澄空《ますみそら》　ただみ一つの御光を　真向仰げ四方のとも人

によるものです。人々よ、一緒に新生日本を創りあげていこうと呼びかけた、そのときの長井津先生の気持ちが「真向」という言葉になって口をついたのだと思います。

後に、真向とは真実に向かうだとか、真向の姿は腰をすえて胸を張って、さあ来い、と構える心身の姿だと説明されていますが、本当はこうして理論も理屈もなしに、素直におのずと与えら

れてしまった、というべきだと思います。

頭面接足礼との出合いといい、名称の誕生といいあまりに劇的です。天与と天啓というより外はありません。ここに真向法体操の特徴と意義があるのです。みなさんも真向法体操に習熟してくると、他の体操とは違う、いわば心が伴った体操であると認識されるでしょう。

5　文部省が許可した真向法体操普及会

創始者・長井津先生は昭和三十八年（一九六三）八月、交通事故のために亡くなりました。そして真向法体操の衣鉢は津先生の子息・長井洞《はるか》先生によって受け継がれ、理論的にも体系づけられました。

たとえば、真向法では健康のことを「**健**体**康**心」と解釈します。「健《すこ》やかな体、康《やす》らかな心」とも訓じます。肉体的にも精神的にも苦痛や悩みのない人こそ、本当の健康の持ち主といわなければなりません。その完全健康体、つまり理想像を、私たちは赤ちゃんの姿に求めます。真向法は生まれたままの赤ちゃんの姿に戻るものなのです。

赤ちゃんのような柔らかい体や素直な心、そして肩やひじに力みのない正しい姿勢を、みずからの意思と努力で取り戻しさえすれば、健康になれると考えます。

真向法体操普及会は、二代目・洞先生のとき、文部省（現文部科学省）の許可団体になります。社団法人として組織され、全国に多数の会員がいます。真向法は特別の器具が一切いらず、畳一枚の広さがあれば、いつでも、どこでも、誰でもできる健康体操として多くのファンの方々

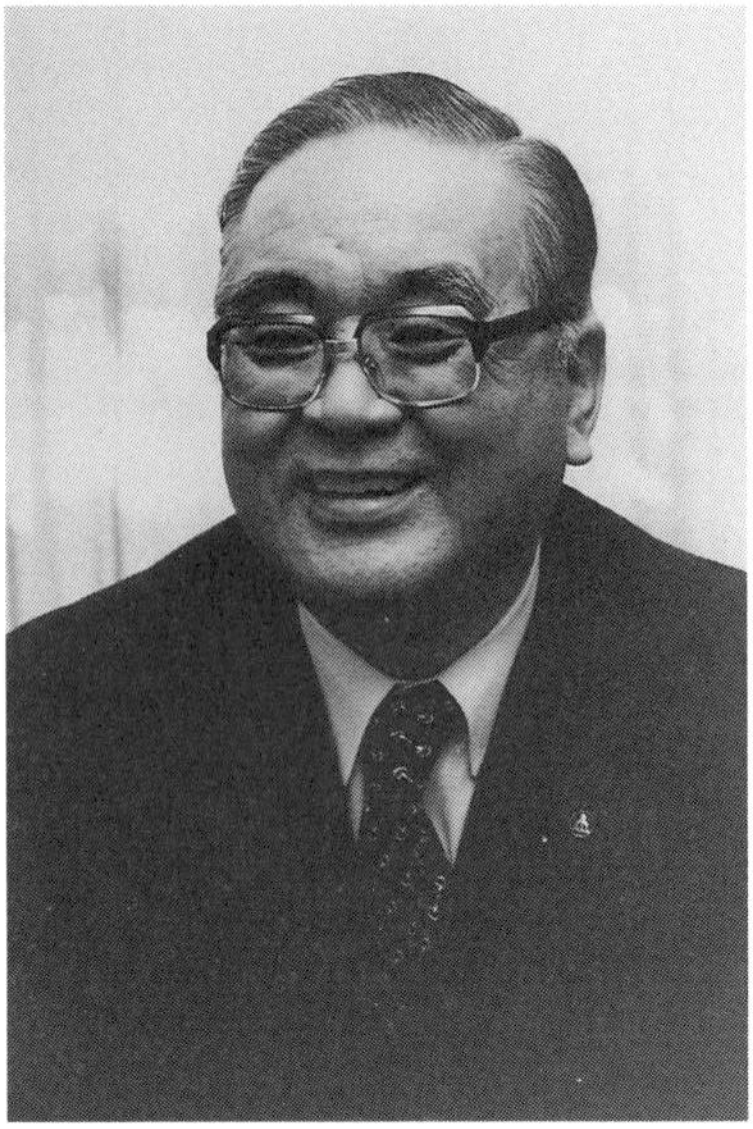

長井洞先生

に支持されていますが、それは生涯体育を目指していることと無関係ではありません。

体育とは、**体**を健全に**育**てるという意味です。体育すなわちスポーツではありません。学校体育だけが体育でもないはずです。家庭生活にも体育があり、社会生活にも健全な体育が求められてしかるべきです。そしてそれは、死ぬ瞬間まで誰もが続けられる、生涯体育でなければなりません。真向法体操こそ真実無二の生活体育であり、生涯体育だと自負する理由です。

ここに、洞先生によって作成された当時の文部省への申請書である「社団法人　真向法体操普及会の設立趣意書」全文を掲載し、読者のご参考に供したいと思います。

近年、わが国の青少年の身長や体重は総じて伸長しつつあるにもかかわらず、その内容である体力はむしろ低下の傾向にある。脚力の衰え、姿勢の悪化、異常な肥満、血色の不健康化は若き生命力が蝕まれつつある証左である。国家の将来を思うとき由々しき大事といわなければならない。

機械文明の発達はわれわれの生活を合理化し能率化した反面、日常生活から生命力の維持増進に極めて大切な足腰の運動の機会を奪うという体育的弊害を伴っていることは案外忘れられている。その結果、筋肉は廃用性萎縮して老化を早めることが少なくないと考えられる。真向法は、身体の重要な部位の運動を中心として組み立てられた体操であり、萎縮老化せんとする脚の全細胞の新陳代謝を復活させて脚力を養い、硬化した腰を完全屈伸することにより柔軟に調整して腰の力を涵養し、ひいては上体の姿勢を正常に整えることができる。

その運動の種類はわずかに四種、所要時間は朝夕数分に過ぎないが、毎日の修練を積み重ねるならば、体力増進に偉効があることは実践者のひとしく認めるところである。

しかも無費用で、所要場所は畳一枚で実施できるから、老若を問わず、男女を論ぜず、貴賤の差なく、国民ひとしく体力を増進し、機械文明の宿命的弊害から救うことに役立つ至易至簡の体操である。

これを国民体力増強運動として展開するために、ここに社団法人真向法体操普及会を結成しようとするものである。

ここに、真向法の意義があますところなく述べられています。あとは読者のみなさんが真向法を実行し、健体康心をわがものにするかどうかです。健康も不健康も、健やかな生活も病気がちな生活も、その人の自由、決心次第ということになります。

願わくは、この書に縁のあったみなさんにだけは健康になっていただきたい。そして人生の楽しさを満喫し、いつまでも健康を謳歌していただきたい、と祈らずにはいられません。

○首の体操
——頭をすっきりさせ、首筋、肩のこりをとる

真向法は、腰殿部を中心にした体操ですので、どうしても首筋の手入れがおろそかになりがちです。ご存知のように首筋には頸動脈がとおり、脳への血流の重要な箇所ですので、本来は捻転や湾曲ができる柔軟な構造になっています。しかし、手入れをおこたると首筋が硬くなり、脳が老化したり、脳卒中になりやすくなったりし、真向法も気持ちよくできません。

そこで、首の体操を紹介しましょう。正座をして行なうのが基本ですが、職場や野外では椅子に座ったまま、立ったままでもけっこうです。

その1——後ろ手に組んでの両肘あわせ　首の後ろで両手の指を組み、両肘を顎《あご》の下へ持ってきて合わせます。両肘が合わない（付かない）人は、指をゆるく組むようにします。この両肘の開閉を五回やります。首筋がこるという人には気持ちのよい体操です。

一、二、三とテンポをつけたり、音楽に合わせたりする早い動きではなく、ゆっくりとマイペースで行ないます。以下の体操も同じです。

その2——首の左右回し体操　両手を腰に当て、首を左右に五回ずつ回します。顎が肩の真上まで回れば正常ですが、正常な人は少ないものです。回らない人は、親指を内側に曲げた手で首筋をよくもむようにします。

（**その3——首の左右倒し体操**、**その4——首の前後体操**、**その5——首の左右への旋回**は、64ページに掲載してあります）

その1

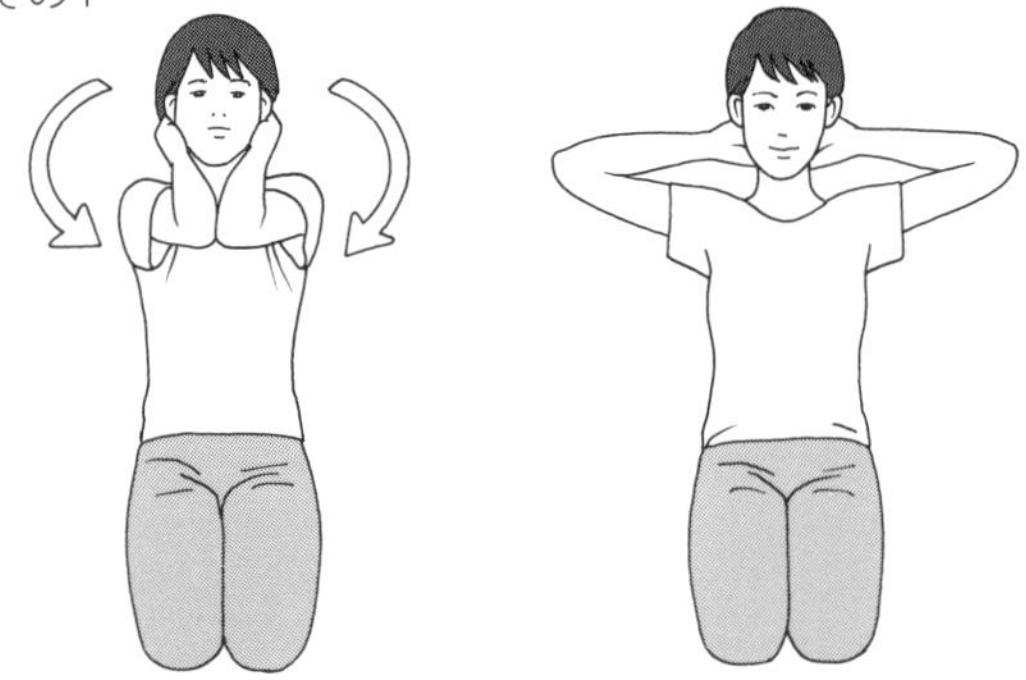

その2

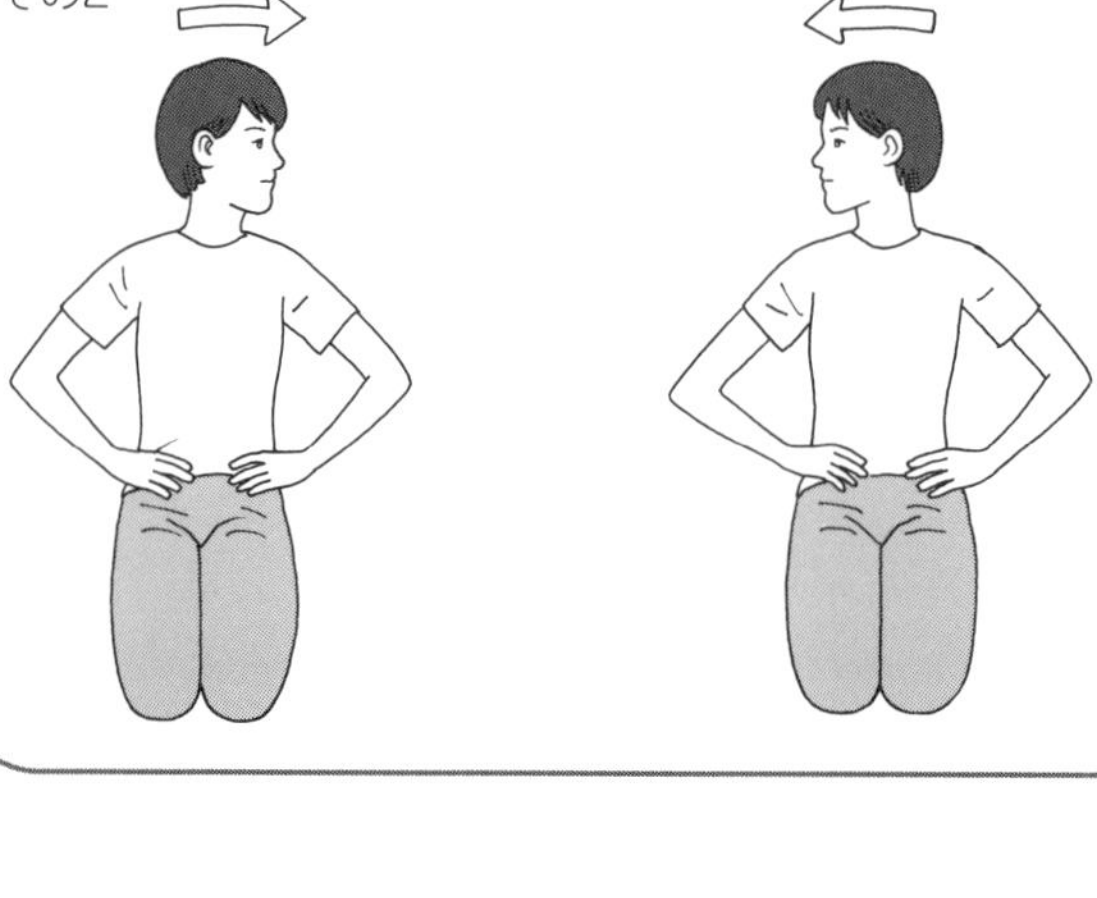

第2章　真向法体操とは

1　真向法体操のねらい

(1)　真向とは正しい姿勢の意

前章でも述べましたが、真向とは正しい姿勢という意味です。正しい姿勢とはどういうことかといいますと、写真のような赤ちゃんの姿勢です。私たち人間は、赤ちゃんのとき、天真爛漫、柔軟な身体と柔和な心を持ち、理想的な姿勢をしているのですが、大人になるにしたがって、

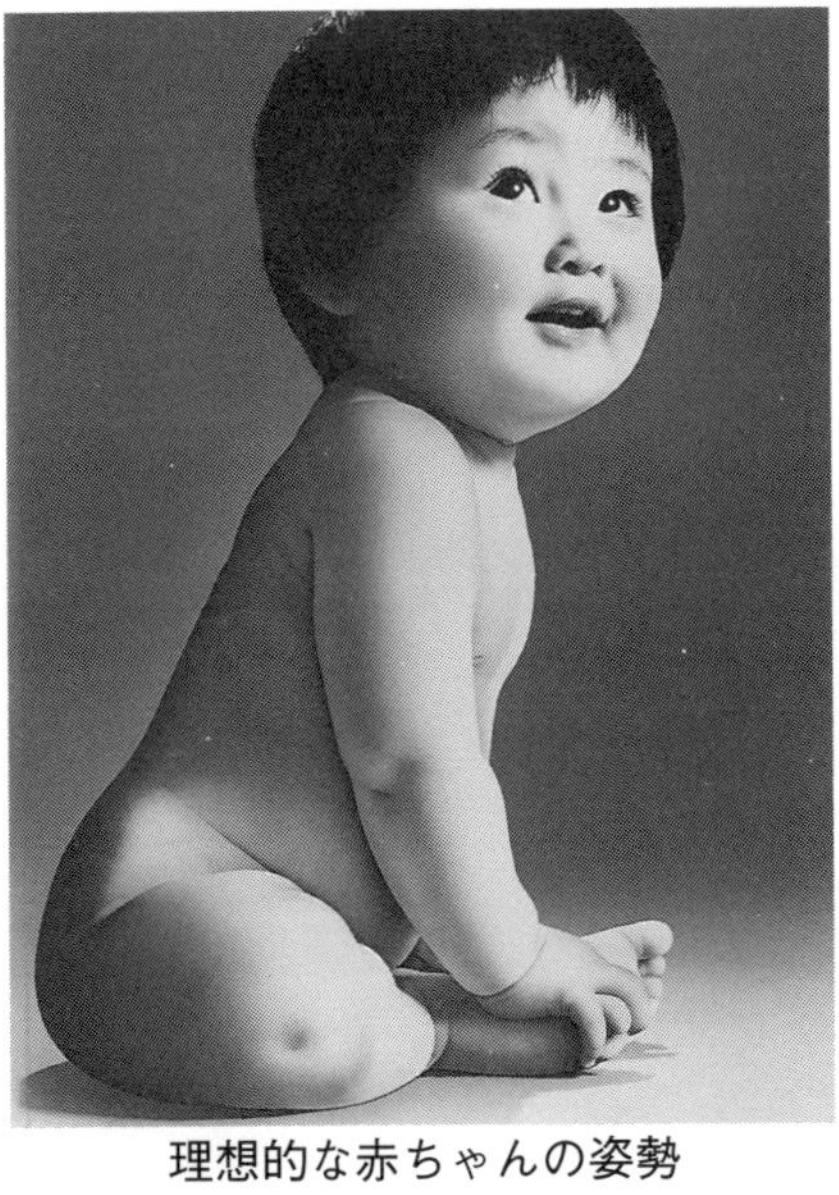

理想的な赤ちゃんの姿勢

さまざまな理由により、姿勢が崩れてきます。

「姿勢」という言葉は**姿の勢い**を示しています。心身ともに健康で生命に勢いがあるかないかは、必ず外形に現われるという意味です。すべて、形と内容は相互依存関係にあるのです。

たとえば、椅子やソファーに座ったとき、浅く腰掛けて、足を前や横に投げ出す人、脚を組む人がよくいます。こんな姿勢は腰を歪め、背骨を曲げ、筋肉の一部を極度に圧迫して血液の流れを悪くします。

また、背骨の中を貫通している脊髄・神経が圧迫されて、自律神経や運動神経の電圧が下がり、内臓の機能低下など、さまざまな病気を引き起こす原因ともなるのです。さらに、姿勢の悪さは、肩こりや腰痛を引き起こします。同様に、女性に多く見られる横座りも腰を歪め、背骨を湾曲させ、肩こりや腰痛を引き起こします。

こうした毎日の悪い生活習慣が、やがて積み重なって身体に歪みが生じ、それが原因で病気になったり、老化をいちじるしく早めたりします。

正しい姿勢は、身体を支える骨格筋のほどよい緊張と弛緩をもたらし、大脳を目覚めさせ活性化させます。正しい姿勢は身体と心を生まれながらの自然の状態にします。私たちは自然の申し子ですから、自然に反しないようにしていれば健康で長生きできるのです。

しかし、自然に反してしまうというのもまた人間です。そこで、真向法により、自然な（正しい）姿勢を取り戻そうとするものです。

(2) 大切な呼吸法——腹式呼吸を身につけよう

真向法の実修に入る前に、正しい呼吸法について述べておきましょう。

呼吸作用は吸酸除炭作用ともいわれ、肺の汚れた空気を吐き、酸素豊かな新鮮な空気を吸う血液の浄化作用にほかなりません。最期の瞬間まで、昼夜を分かたず、寸秒の遅滞もなく継続する生理作用です。したがって、呼吸が深ければ血液は完全に浄化し、浅ければ不完全浄化になります。

人間は、この世に生まれ出るとき例外なく「オギャー」という一声を発します。生まれて初めて吐く息です。そして最期を迎えたときは「息を引きとる」、つまり吐くことができなくなって死ぬわけです。愉快なときは「ハハハ」と吐き、悲しく泣きじゃくるときは、息を吸います。

気功という健康法では「気功の基本は吐納にあり」といいます。吐納の吐は呼の意であり、納はおさめるで吸の意、つまり呼吸と同意です。どちらも呼と吐が先で、**吐くことが大事**だということを教えています。吐けば、自然に新しい空気が胸いっぱいに入ってくるからです。

呼吸には胸式呼吸と腹式呼吸とがあります。胸式呼吸は、肋骨間の前鋸筋を収縮するポンプ力で肺に空気を出し入れさせます。私たちが普通にしている呼吸法です。そのとき胸を張っている人は、自然と空気の摂取量が大きくなります。

腹式呼吸は、胸腔と腹腔の境にある横隔膜の上下動を併用して、肺の空気タンクの膨張収縮量を高めた呼吸法です。普通の胸式呼吸では、タンクの容量の六〇%程度しか満たしませんが、上手な腹式呼吸では一〇〇%近く満たすことができます。

腹式呼吸のやり方は、下腹（いわゆる臍下丹田《せいかたんでん》といわれる、臍より下の部分）をゆっくりとへこませ、息を静かに全部吐き出します。そのとき、尻の穴もすぼめます。息を吐き出せば自然と空気が入ってきますが、下腹を徐々にふくらませながらゆっくりと吸います。最初は、すぐに息を吐ききったりしてなかなか長い息にならないのですが、やっているうちに自然と身につきます。腹式呼吸が身につくと気持ちがいいものです。

さて、腹式呼吸による呼吸の鉄則は**「深・静・細・均」**です。下腹まで深く、そして自分にも聞こえないほどに静かに細く、均一に吐き、同じように吸う。何秒などと数えずに自然にまかせた腹式呼吸がよいとされています。

酸素を大量に取り入れることで血液循環をよくし、基礎代謝と細胞の再生産力を促します。確かに**「息は生きるに通じ、長息は長生きに通じる」**という言葉が実感されます。

真向法でも朝夕、身体を二つ折りにして屈するとき、静かに細く、均一に息を吐ききります。身体をもとに戻すときは、やや早めに息を能力いっぱいに吸い込みます。そうすると、横隔膜は自然に大きく上下します。これがまた内臓の血流を促進し、心臓の負担を軽減するはたらきにも通じるのです。したがって、真向法は完全呼吸法でもあるわけです。

(3) 健康とはバランスとハーモニー

先に、真向とは正しい姿勢だと申しましたが、正しい姿勢とは、肉体的にバランスのとれた状態です。そして、肉体的にバランスのとれた状態にあれば、内臓や諸器官がみな躍動し、しかも互いに助け合い連携し合って、整然と調和を保っています。そうすると、心も平安を保ちます。

精神状態も含めて肉体の調和のとれている人は健康です。

この、バランスとハーモニーのとれた状態、つまり心身ともに柔軟柔和な正しい「**身構えと心構え**」を「**真向の構え**」といいます。足が地につき、腰が座り、バックボーンである脊柱が真っすぐに確立されている状態です。全身を柔軟にし、正しい姿勢をつくるのが、真向法体操の目的です。それは人々の健康につながり、人生を実りあるものにします。

(4) 老化は姿勢の崩れから始まる

老化は、生物学的には加齢とともに訪れるもので、誰でも避けることはできません。五〇、六〇ともなると立っているのが億劫になり、電車やバスに乗るとすぐ空き席を探し、座ろうとします。急ぎ足で歩くとすぐ息切れしたり、歩いたあと、足が重くだるくなったりします。これは、足腰が弱くなり、全身の体力・持久力が低下した証拠です。

しかし、体力の低下はみな一様ではないことを、私たちは周囲の人を見て知っています。実に個人差があります。

六〇歳くらいですっかり老け込んでいる人がいるかと思えば、八〇歳を超えても背筋を伸ばしてはつらつとしている人もいます。この見かけの年齢には、姿勢の良し悪しが大きく関係してきます。

老化の体型の典型は**図1**のようなものです。①足が開き（O脚）、②脚が曲がり、③腰が曲がり、④背中が丸くなり、⑤顎《あご》が出ます。

つまり、本来の自然な・正しい姿勢が崩れる（歪む）ことによって老化の体型は進んでいきます。真向法は、このような体型にならないように、本来の自然な・正しい姿勢を維持し、肉体を活性化させるために行なうものです。この五つの現象（症状）のすべてを防止する体操が真向法なのです。

　誰にでも必ず訪れる老化ならば、背中を丸めてヨボヨボ歩くよりは、背筋を伸ばして颯爽と歩いていきたいものです。老化の進み方は、日常の生活の仕方に大きく左右されます。つまり、若いときから、日ごろどのような生活を送るかで、早く老け込むか、いつまでも若々しくいられるかが決まってしまうのです。

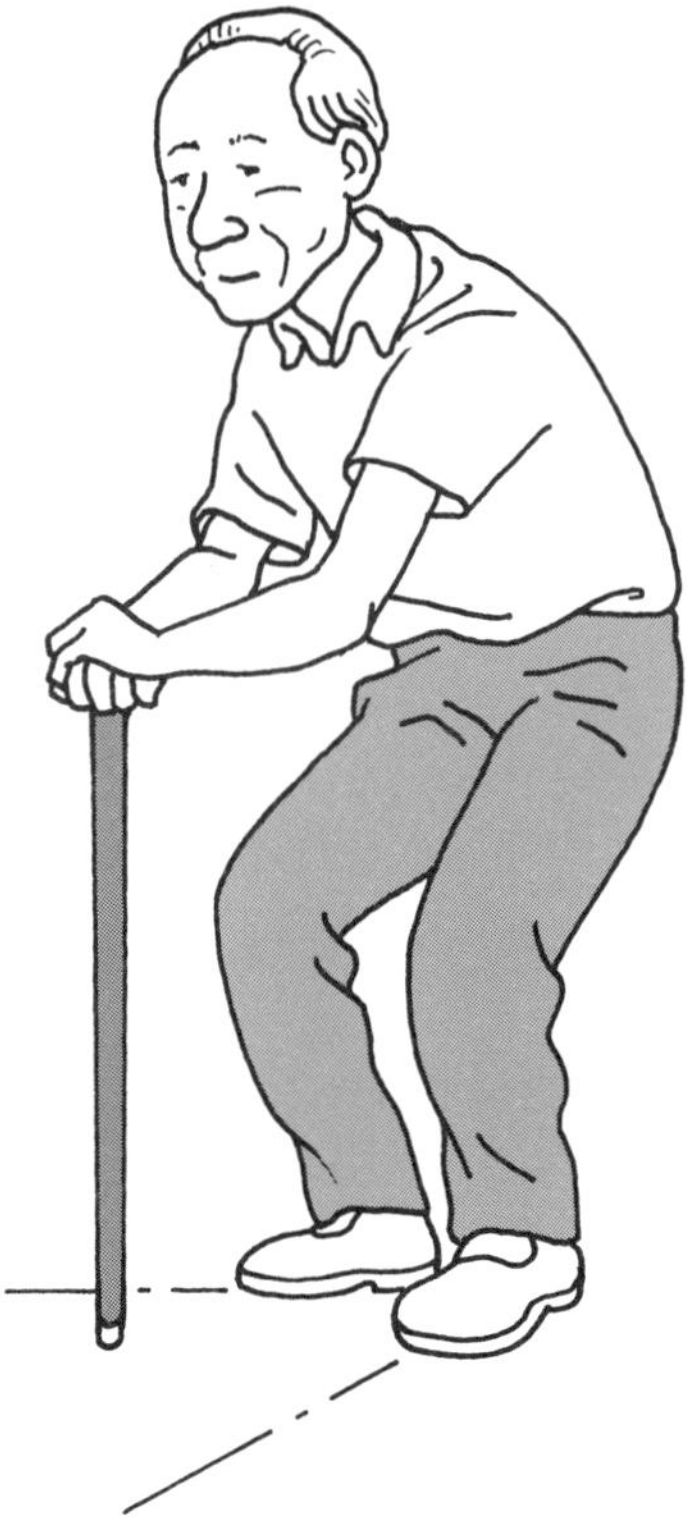
図1　典型的な老化の体型

　若いときから、適度に身体を動かしていると、加齢に伴う機能や体力の低下を小さくすることができることは、多くのデータが実証しているところです。真向法はそれを実にシンプルに実践できる、優れた体操なのです。この際、日常生活をじっくりと見直し、真向法によって柔軟な身体をつくり、姿勢を正し、健やかな人生を満喫したいものです。

　このように述べますと、すでにお歳を召した方は手遅れかといいますと、そんなことはありません。真向法は無理をせず、静かにやる体操です。**図1**のような老化の体型になってからでは多少の無理があるかもしれませんが、そうでなければ六〇歳からでも七〇歳からでも可能です。

写真は小説家・井上靖氏（一九〇七～一九九一）が真向法の第三体操をしているところです。井上氏が真向法に出合ったのは六〇歳のときだったそうです。六〇歳（昭和四十二年〈一九六七〉）以降、氏は『おろしや国酔夢譚』や『孔子』など、雄渾・長大な作品をいくつか書かれています。真向法による心身の調和・健康がそれにあずかって力あったことはまちがいないでしょう。

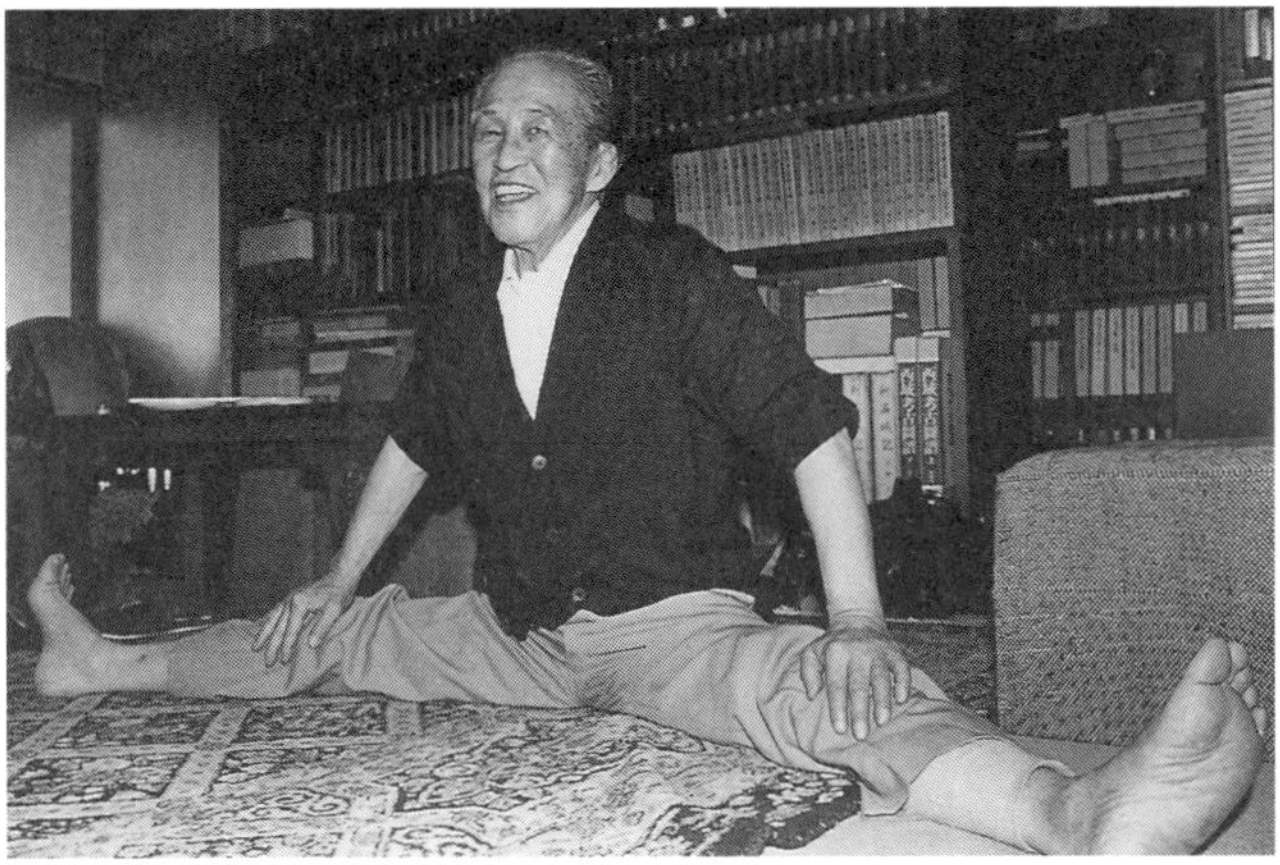
第三体操をしている井上靖氏
（井上ふみ氏提供）

真向法は、年齢を問わず誰にも合う体操なのですが、強いていえば、中高年の人にぴったりの体操です。四〇歳を過ぎたら迷わず真向法を実践していただき、はつらつたる老後を獲得していただきたいものです。

2　人体構造から見た真向法の四動作

(1)　関節がつかさどっている人体の動き

33ページの骨格と関節の図をご覧ください。関節というのは、骨と骨をつなぐ役目をしています。関節があるから、人間の身体は曲げることができるのです。また、体内に血液が流れ、神経が伝わるのにも、各所の関節を経由して目的部位に流れていきます。

したがって、私たちの身体の血液や神経がとどこおりなく若々しくはたらくためには、身体中の関節を柔軟に整備しておかなければなりません。そして、関節は筋肉によって動かされます。筋肉は使わないと萎縮**（廃用性萎縮）**し、使いすぎても萎縮**（過用性萎縮）**し、機能が衰え、その筋肉を使おう（動かそう）とすると痛みを感じます。真向法は、**「関節を十分にはたらかせるために筋肉を柔らかく整備するための体操」**といういい方もできます。

関節には、それぞれ定められた設計と規格があります。その機能を果たすように調整していけば、すべての流通はスムーズになり、新陳代謝が活発に行なわれるようになります。ここでは、主要関節のはたらきと整備法について見ていきましょう。

●指・手首・肩の関節

指と手首の関節は実に絶妙な屈伸ができるように設計されています。人間が人間であること（文化を持つ存在であること）は、指と手首の関節を発達させることができたからです。指と手首の関節の設計は、他の動物にはない人間だけの特別設計です。

幸い、指と手首の関節は特別の損傷や病気がないかぎり、誰でも毎日適度に使うので、関節を動かす筋肉が廃用性萎縮も過用性萎縮もしていないので、ふつうは問題ありません。

肩の関節は、本来、全方向に動くように設計されている優れものです。故障があるかどうかは、背筋を伸ばし両手を上に真っすぐ伸ばし、胸を張って万歳をしてみます。肘《ひじ》を曲げないで、両腕が耳にピッタリとつきますか。つけば合格、つかなければ不合格です。

腕が前に出たり肘《ひじ》が曲がるのは、肩に欠陥があります。真っすぐに伸びても顔をしかめて力む

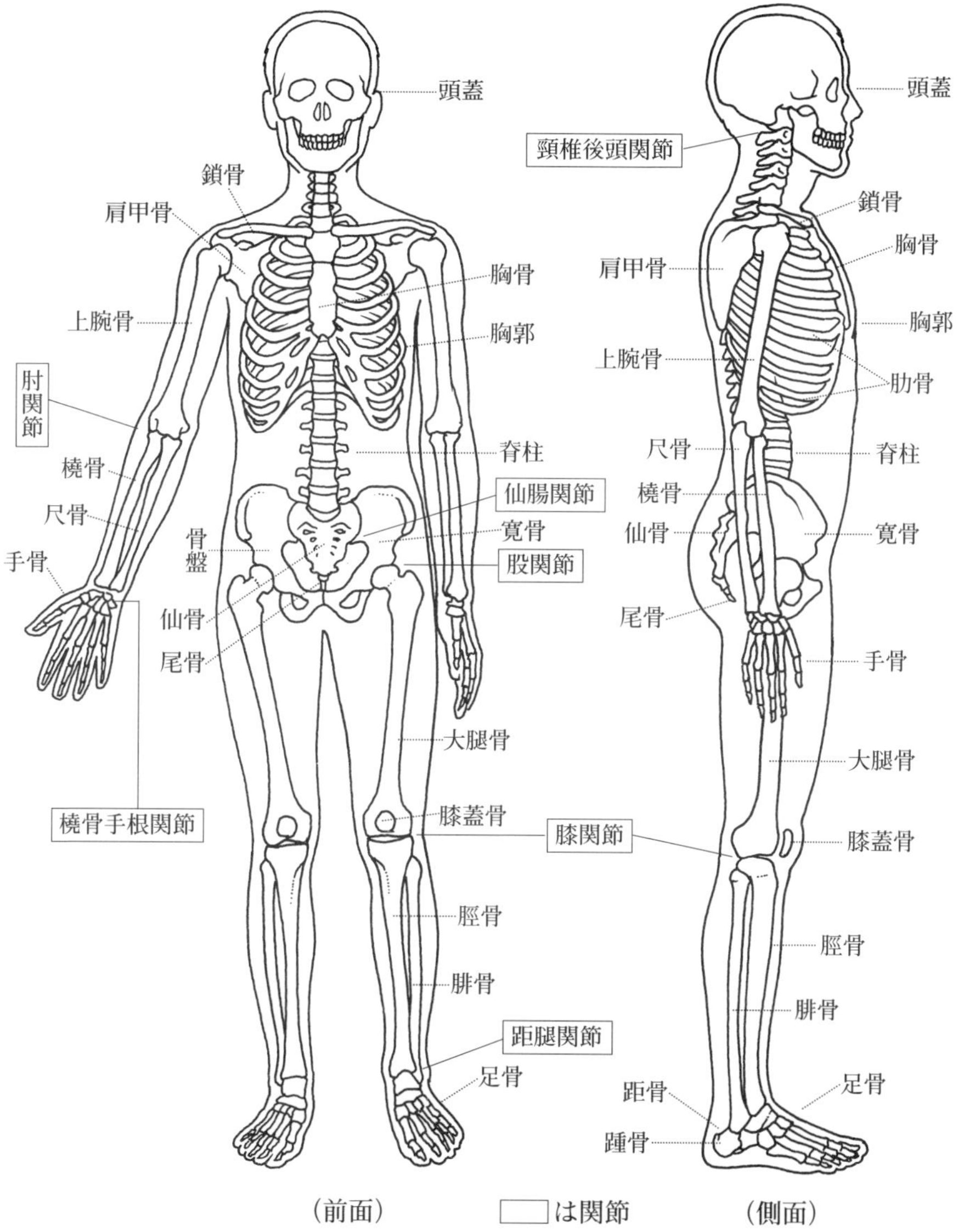
頭蓋
鎖骨
肩甲骨
胸骨
上腕骨
胸郭
肘関節
脊柱
橈骨
仙腸関節
尺骨
寛骨
手骨
骨盤
股関節
仙骨
尾骨
大腿骨
橈骨手根関節
膝蓋骨
膝関節
脛骨
腓骨
距腿関節
足骨
頭蓋
頸椎後頭関節
鎖骨
胸骨
肩甲骨
胸郭
上腕骨
肋骨
尺骨
脊柱
橈骨
仙骨
寛骨
尾骨
手骨
大腿骨
膝蓋骨
脛骨
腓骨
距骨
足骨
踵骨
（前面）
は関節
（側面）

図2　全身の骨格と関節

のは減点になります。

そういう肩のばあいは、腋《わき》の下から乳にかけての大胸筋と小胸筋、腋の後ろから背中にいたる広背筋と大円筋にこりがたまっているのです（41ページの**図7**参照）。指で強く押すと硬くて痛く感じます。これらの不調は、真向法により改善していきますが、気になる人は、入浴中、これらの筋群をよくもみほぐし、浴室を出るとき鴨居に手をかけ（ぶらさがらずに）、腕を真っすぐ伸ばすとよいでしょう。入浴中、手を十分に背に回して洗うのも効果的です。これは、四十肩・五十肩にならない予防法でもあります。

●背骨（脊椎）と首の関節

背骨は医学的には脊椎《せきつい》といいます（**図3**参照）。脊椎全体を脊柱といい、脊柱の中を貫通した縦のトンネルを脊柱管といいます。中には脊髄が入っています。

脊椎を構成している一つ一つの骨を椎骨《ついこつ》といいます。さらに脊椎を部位（頸《くび》・胸・腰）ごとに分けて、それぞれ頸椎《けいつい》（七個）・胸椎《きょうつい》（一二個）・腰椎《ようつい》（五個）といいます。

椎骨と椎骨の間にある軟骨を椎間板といい、上位椎骨と椎間板と下位椎骨からできる孔を椎間孔といいます。椎間板が突出（ヘルニア）し、椎間孔を通る神経を圧迫して痛む症状が椎間板ヘルニアです。

首について見ますと、首は七つの椎骨と椎間板からなり、それによって捻転や湾曲ができる柔軟な構造になっています。したがって、正常な人は、首を左右に捻転し、それぞれ直角、つまり顎《あご》が肩の上まで正確に曲がります。正常でない人は「あの人は首が回らなくなった」といわれてしまいます。首が回らないということは、それほど重大なことなのです。

次に、手を腰に当てて（背筋を伸ばしたまま）、頭を左右に倒してみてください。耳が軽く肩につけば合格です。つかない人は指で首筋を押さえてみてください。痛みを感ずるしこりがあるはずです。

首筋には、中に頸動脈が流れています。首を柔らかに整備しておけば「頭の血のめぐりがよい」わけです。首筋が硬くなり、血塊が詰まれば脳血栓になり、血管が破壊すれば脳溢血になります。

頸椎は真向法と直接の関係はないようですが、腰の硬い人は間違いなく首筋が硬くなっています。首が曲がらないようでは、真向法を気持ちよくできません。日ごろから首筋を手入れして柔軟にしておきましょう。

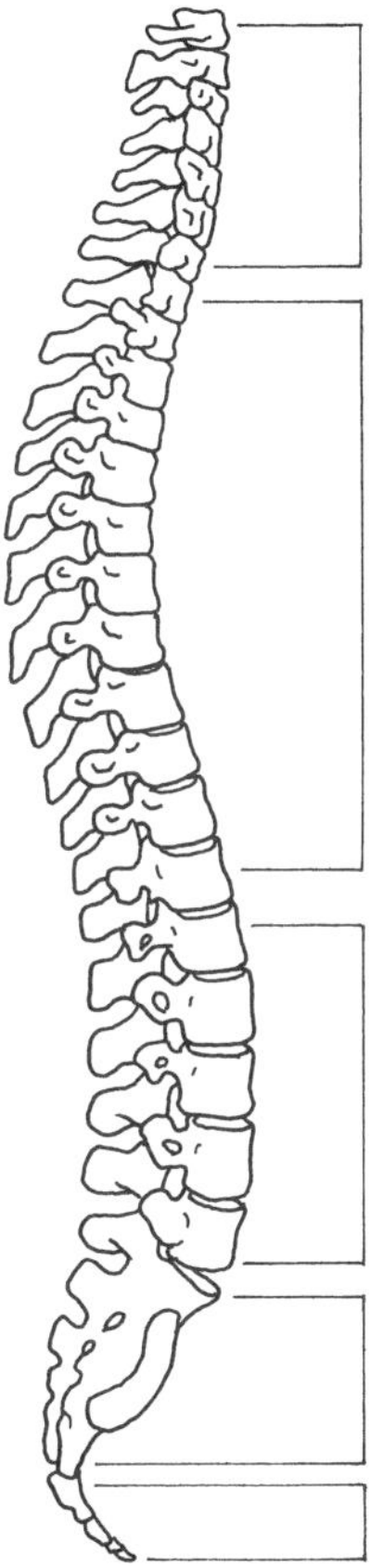

図3　脊柱の構造
（脊柱を右から見た図）

首の体操については、24ページと64ページをご参照ください。

●足首の関節

次は足首の関節を見てみましょう。ちなみに、身体の名称として足と脚は区別して使います。すなわち、足は足首の関節から爪先までをいい、脚は股関節から下、太腿・膝《ひざ》・下腿《かたい》・足の総称です。

足首の関節は、下腿の脛骨《けいこつ》・腓骨《ひこつ》と距骨《きょこつ》の関節である距腿関節です（**図2参照**）。この関節は、蝶番《ちょうつがい》運動（足首の屈伸）と、左右へのわずかな運動が可能です。この関節は蝶番型なので、足先を伸ばすと、足の甲が一直線になり、足先は下向きになるのが正常です。この一直線がなかなかできなくなっているのが実情です。これを生活的に保持するのが正座です。正座をすればいや応なく足の甲が伸びます。しかし、このごろは正座の習慣がなくなりましたので、足の甲が伸びず、硬い人が多くなりました。**足首を柔軟にするのが、真向法の「第四体操」です**。

足先を上方に（脛側に）曲げたときは、直角より鋭角になるのが正常です。この角度が不十分な人は、アキレス腱や、いわゆる腓《こむら》（ひらめ筋、腓腹筋《ひふくきん》）などが萎縮しています。「生命の老化はアキレス腱から忍び寄る」といわれます。アキレス腱が弱るとヨボヨボになります。このアキレス腱や腓を萎縮させないように、弾力性と伸縮性を保つ日ごろの生活習慣があります。和式トイレで行なう排便の姿勢です。このとき、踵《かかと》を浮かせる相撲の蹲踞《そんきょ》の姿勢ではなく、踵を床に落とし、上半身を安定させます。こうするとアキレス腱が十分に伸び、足首は六〇度近い鋭角になります。

真向法の第二、第三体操で足首を十分に立てて行なうのは、アキレス腱や腓の弾力性・伸縮性を増強させているのです。

●膝の関節

膝関節は大腿骨と脛骨の間にある蝶番関節です（図2参照）。膝の関節は、蝶番関節ですから、伸ばしたときには一直線に、曲げたときは大腿と下腿がぴったりとつくのが正常な状態です。ところが現代人は、この大腿と下腿をぴったりつける、すなわち完全に二つ折にすることが苦手になりました。膝頭に不調を抱えたり、大腿・下腿の筋肉が硬くて曲げると痛みがあって曲がらないという人が多いのです。昔は正座の習慣があったので、誰もが膝がよく曲がりました。また、立ってするていねいなお辞儀は脚の裏の筋を十分に伸ばしていました。

ところで、日本人は正座をするので膝が出て形が悪いのだという言い方をする人がいますが、これは言い掛かりです。正座をして腰を起こし背筋を伸ばした姿は本当に美しいものです。難があるとすれば、正座のあと、脚（膝の裏・委中のツボ）を完全に伸ばさないことが多いということです。それをカバーするのが、**真向法の第二体操です**。この体操は、**脚の裏の筋を伸ばし、腰を真っすぐ**にして行ないます。

また、上腿と下腿をぴったりつける、つまり**膝を完全に曲げるのは第四体操**です。これによって膝が完全に曲がり、第二体操によって脚裏が完全に伸びるように手入れをしておけば、膝がガクガクしたり、関節に水がたまったり、老化して痛くなったりすることはなくなります。

現在、暮らしの中で正座をすることはほとんどなくなりました。それだからこそ、朝夕二回や

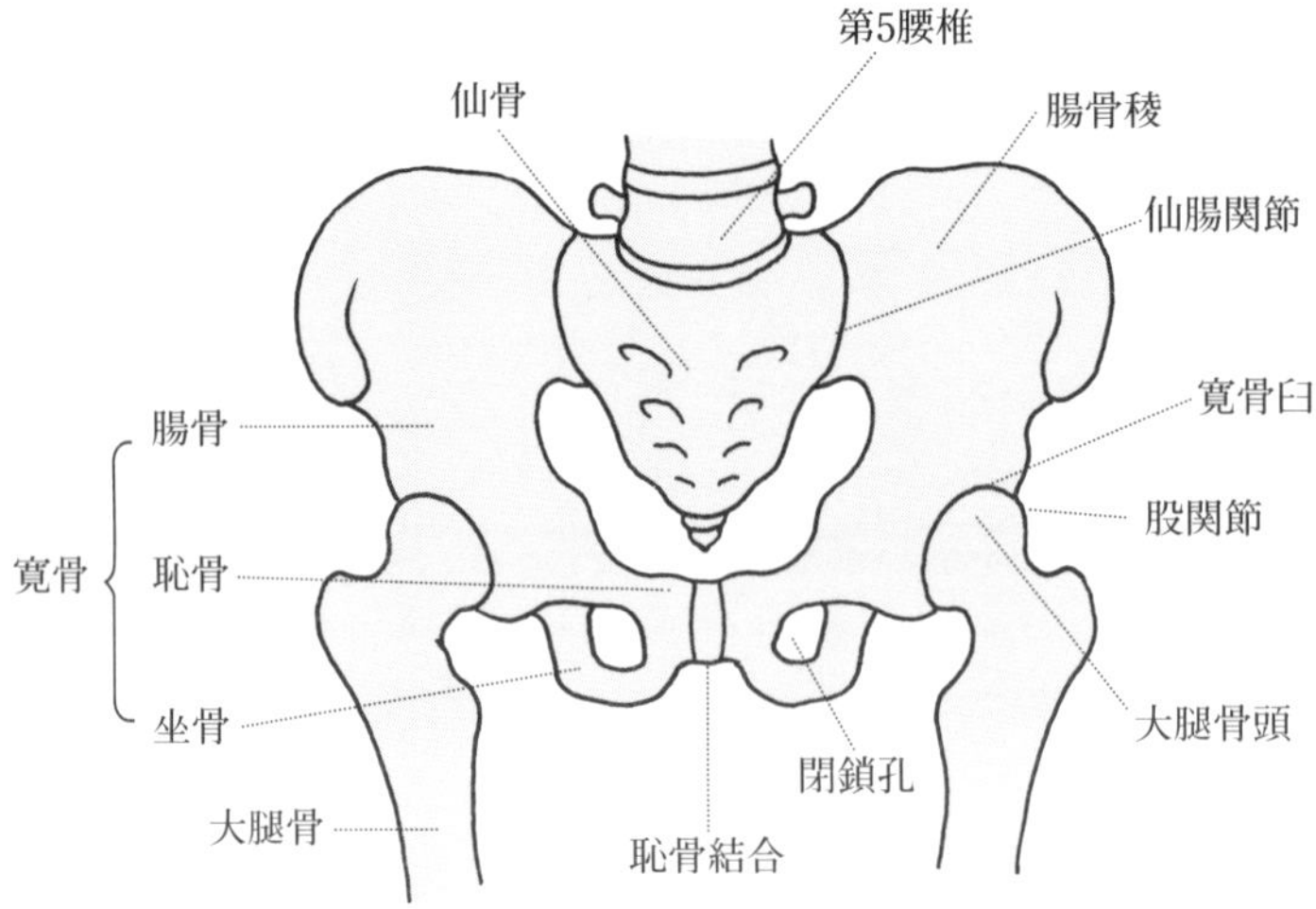

図4　股関節と仙腸関節の周囲

る真向法の持つ意義は大きなものがあります。

●股関節と仙腸関節

股関節と仙腸関節は、上半身と下半身をつなぐ重要な関節で、ともに腰殿部の関節です。腰殿部の骨は大きく分けると中央に仙骨があり、それを囲むように左右に腸骨（寛骨の上部をなす骨）があり、わずかに開閉する仙腸関節でつながっています（**図2**参照）。

股関節は大腿骨と寛骨をつなぐ関節です。寛骨とは広い骨という意味で、扁平骨としては人体最大のものです。この骨は思春期までは腸骨・恥骨・坐骨の三骨に分かれていて互いに軟骨で結合しています。寛骨の外面に、三骨の会合するところがあり、そこが大きなくぼみになっていて、寛骨臼と呼ばれています。ここに大腿骨の頭がはまり込んで、股関節を形成しています（**図4**参照）。

また、腰殿部は骨格という面からとらえると骨盤というものでできています（**図5**参照）。骨盤は左右の寛骨と脊椎（第五腰椎・仙骨・尾骨）とでつくられています。この骨盤に仙腸関節も股関節もあるわけです。お分かりのように、こ

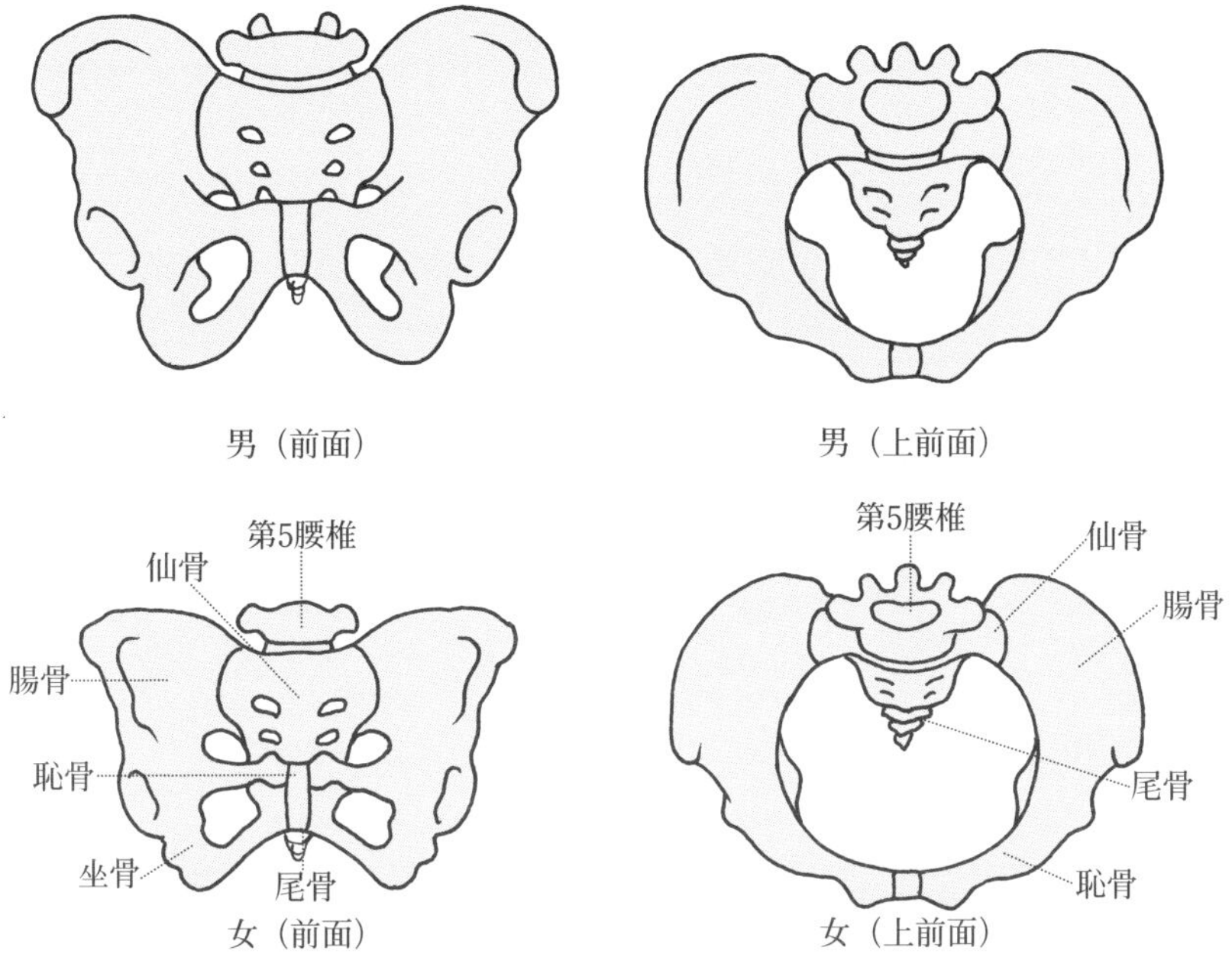

図5　男女の骨盤

れらの関節は左右対称になっています。この対称が狂うと骨盤に歪みがでます。それが万病を引き起こすといわれています。

実に、真向法の第一～第四体操は、この歪みが出ないように、あるいは歪みを矯正する腰殿部から骨盤部を中心とする体操なのです。

(2) 真向法による代謝の活性化
——筋肉・血液・消化

●筋肉を若々しく

下肢の骨格は**図2**のように、骨盤と大腿・下腿・足の下肢骨からなりますが、それに応じて筋（肉）は、①腰椎や骨盤から起こって大腿骨につくもの、②大腿にあって主として股関節の屈伸にあずかるもの、③下腿にあって足首や指の屈伸にあずかるもの、④足にある筋の四群に分けられます（**図6～9**参照）。

①群に属するものは、まず大腰筋・小腰筋・腸骨筋があり、これをあわせて腸腰筋と呼び、この

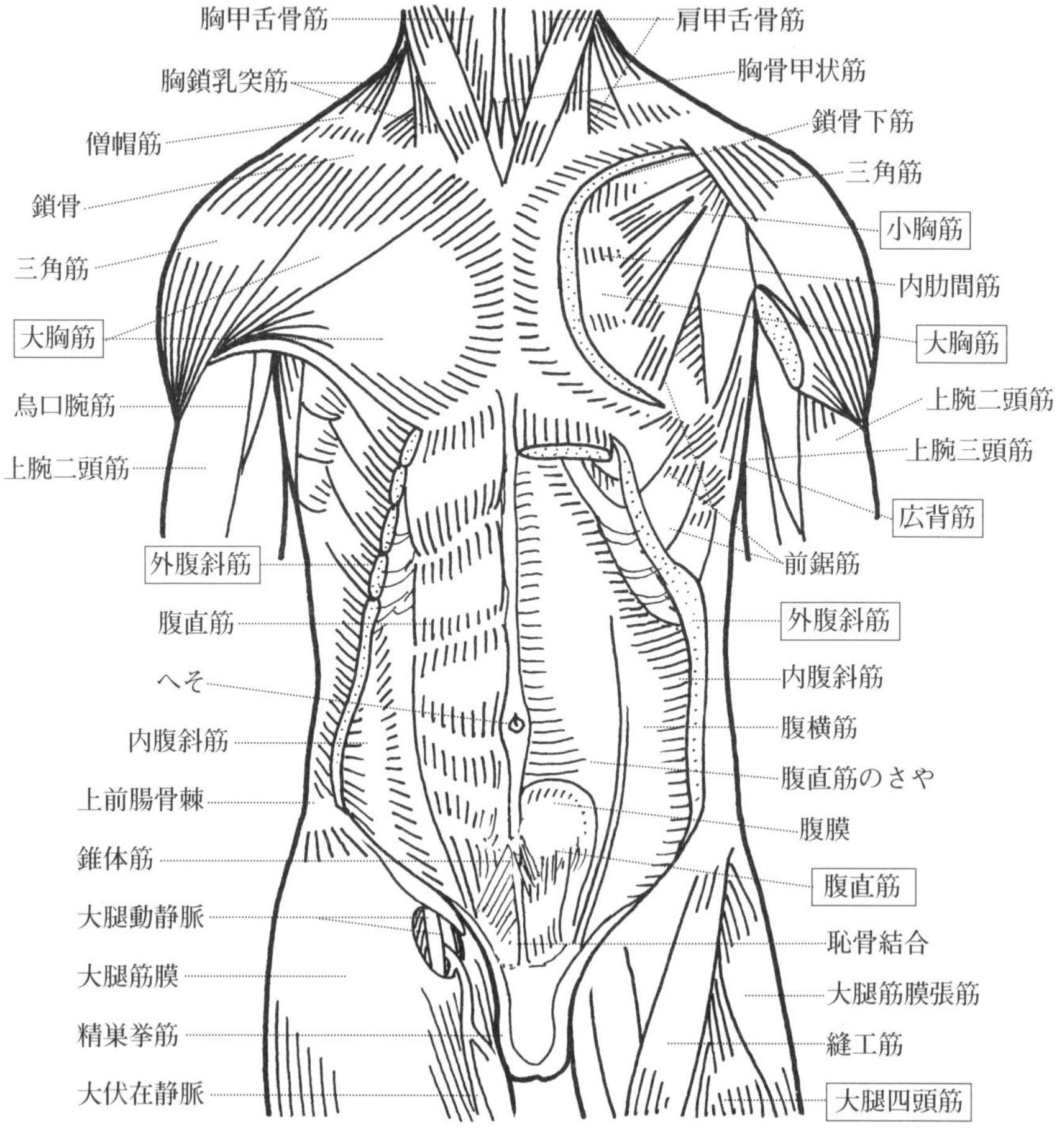

図６　胸腹部筋系の深層
□は本書で触れている筋

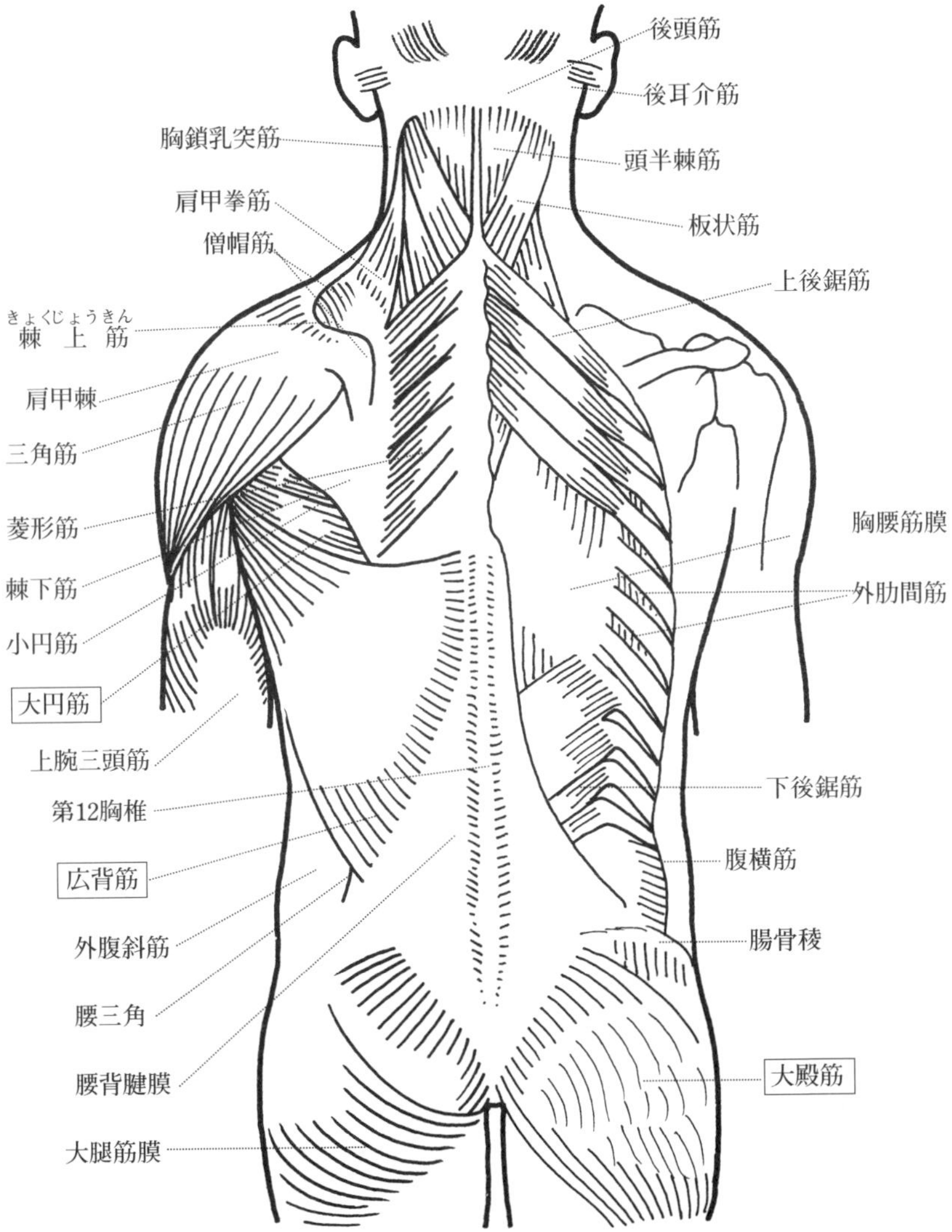

図7　背部の筋系の深層

□は本書で触れている筋

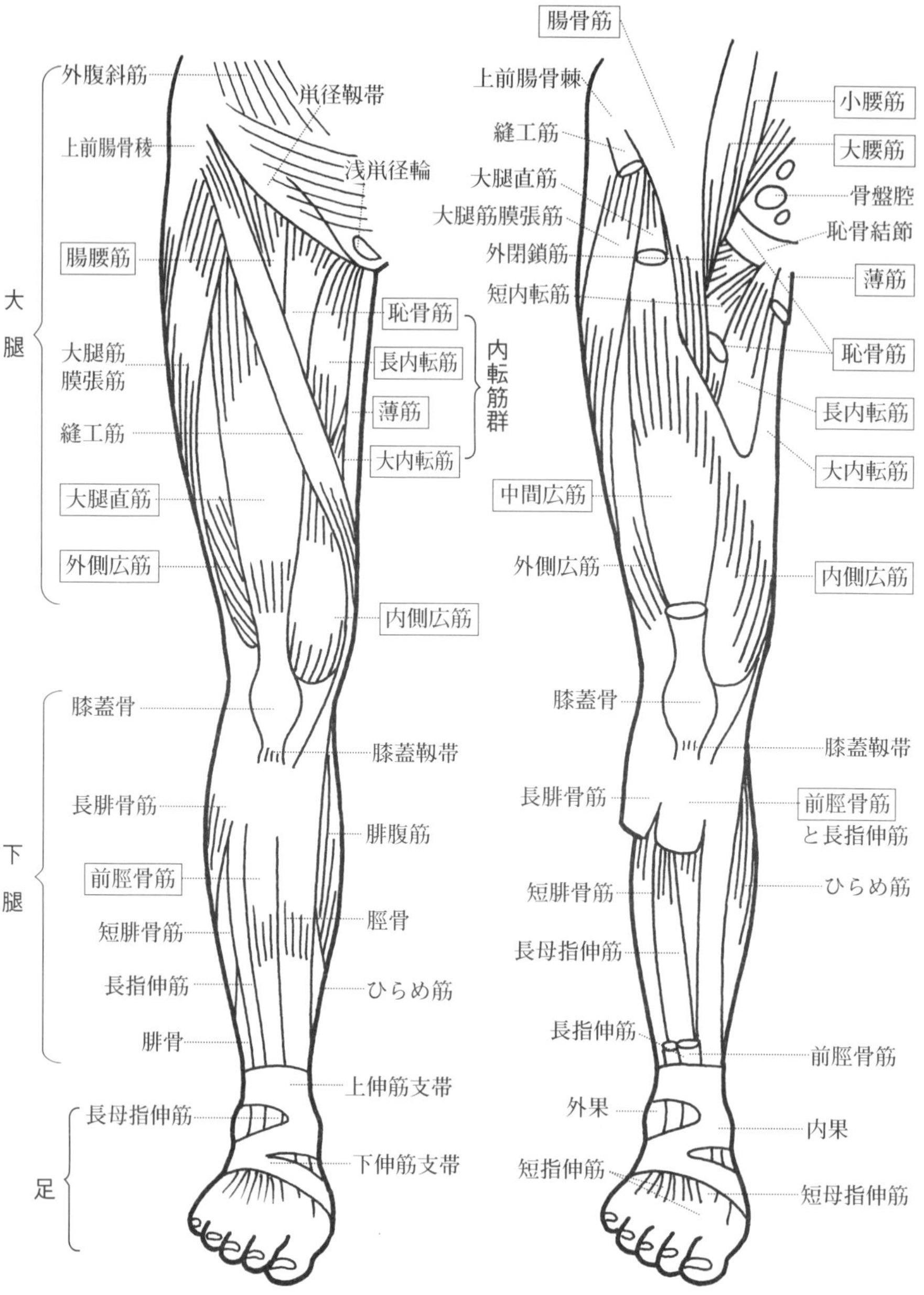

図8　下肢の筋（伸側の浅層〈左〉と深層〈右〉）
□は本書で触れている筋

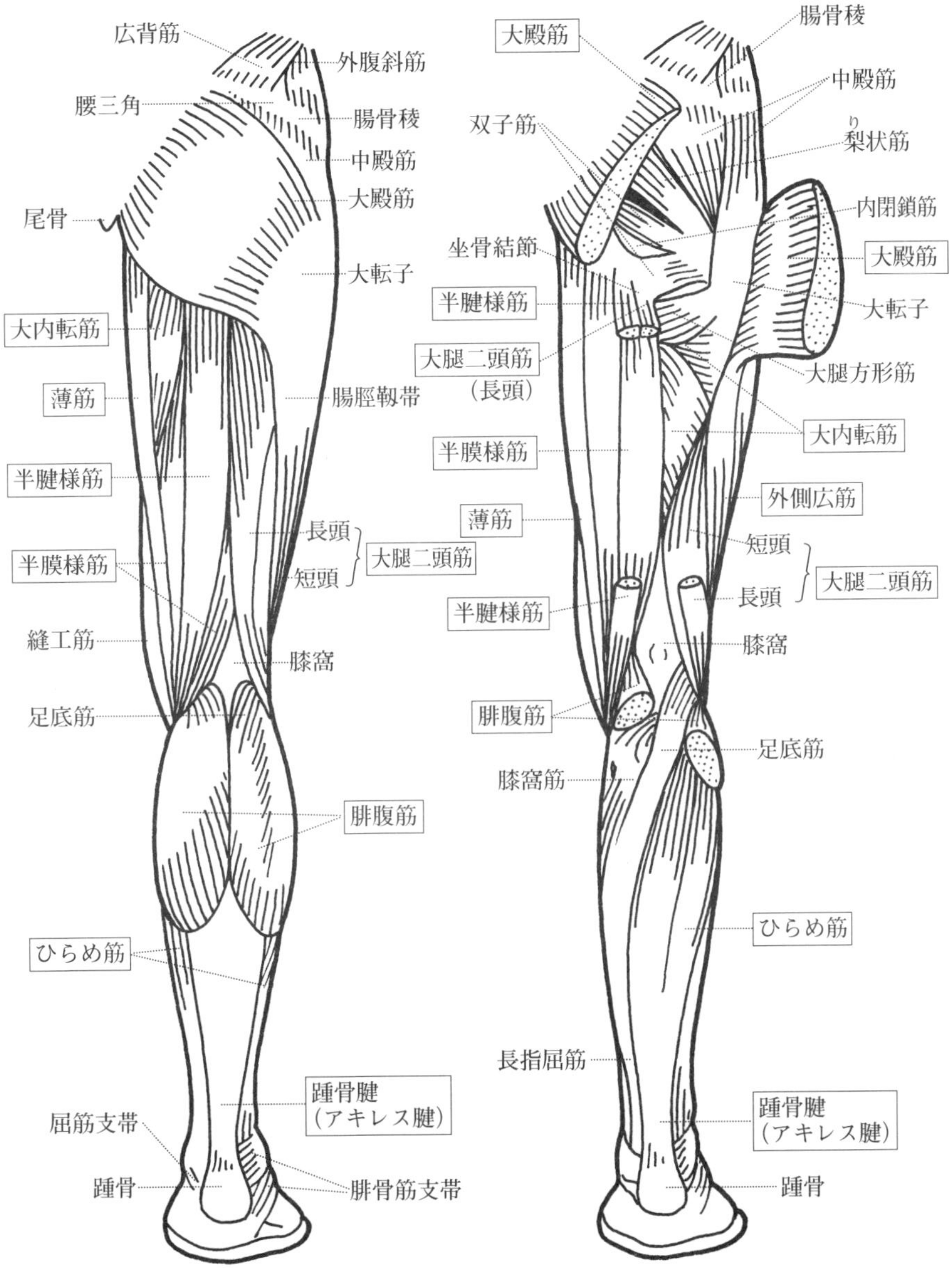

図9　下肢の筋（屈側の浅層〈左〉と深層〈右〉）
□は本書で触れている筋

筋は大腿を前にあげ、大腿が固定しているときは腰を前に傾けるはたらきをします。また、骨盤の後面には大殿筋があります。この筋は大腿を後ろに引き、大腿が固定しているときは腰を伸ばすはたらきをします。

腸腰筋と大殿筋とは反対の作用を持つ拮抗筋で、一方は腰を曲げ、一方は伸ばすはたらきをします。直立姿勢や歩行に際しては、いつも上体の前後への傾きが調節されねばならず、両筋は常に緊張して、そのバランスをとる役目をしているのです。**腸腰筋と大殿筋は直立歩行のための筋であるといえましょう。**

②群つまり大腿に属する筋は、伸筋・内転筋・屈筋に分けられます。伸筋は前面に、内転筋は内側面に、屈筋は後面にあります。

伸筋の代表は大腿四頭筋（大腿直筋・外側広筋・中間広筋・内側広筋）で、大腿前面のふくらみをなしている下肢最大の筋です。**大腿四頭筋は膝を伸ばす筋です。**直立にも、歩行にも必要な筋です。この筋がはたらかなければ、膝はくずおれてしまいます。膝がガクガクするというのは、この筋が過度に使われた状態です。特に第四体操は、大腿四頭筋を刺激するもので、日ごろ真向法をやっていれば長い階段、登山などで地力を発揮します。

内転筋群は、恥骨から起こって大腿骨の内側面につく筋で恥骨筋・長内転筋・薄筋・大内転筋などです。この筋は大腿を内転する（閉じる）はたらきをします。この内転筋が弱ると泌尿器系に影響が出ます。第三体操は内転筋を刺激し、股関節を柔らかくします。それによって泌尿器系の疾患に効果があります。

屈筋は大腿二頭筋・半膜様筋・半腱様筋などで、腓骨や脛骨の上端部後面につき、膝を曲げるはたらきをします。

③群の下腿の筋には、伸筋・腓骨筋・屈筋の三つがあります。

伸筋は、脛骨の稜線のすぐ外側にふれられるもので、足指を伸ばす（足背へそらす）とともに、足指を背側に曲げる（背屈する）はたらきをします。伸筋の前脛骨筋と呼ばれる筋は、足の内側縁を持ち上げる作用があります。日常、足の内側縁を持ち上げることはほとんどありません。**第一体操には、足の内側縁を持ち上げる動きがあります**。脚の脛の外側がつる人は、この体操が効果的です。

腓骨筋は、足の外側縁を持ち上げるはたらきがあります。

屈筋の主体をなすものは、ふくらはぎのたかまりをつくっている**下腿三頭筋**です。この筋は表層の**腓腹筋**と深層の**ひらめ筋**からなり、両者が合して**アキレス腱**をなして踵骨につながっています。この筋が縮めば足指が伸びます。立っているときであれば、爪先立ちは下腿三頭筋が縮んだ状態です。膝の関節を曲げる作用もあります

④群の足の筋は、手の筋と同様、足指を動かすものです。

このように下腿の筋を見てきますと、すべての筋が真向法体操の対象になっていることが分かります。朝夕二回の真向法体操は、腰を中心にした下腿の筋肉に刺激を与えて、柔軟にし、若々しさを保たせるということがお分かりいただけたと思います。そして、筋肉の柔らかさは、即関節の柔らかさです。

●血流をスムーズにする

私たちの身体には血液がくまなく流れています。肺で浄化された血液は、心臓というポンプ室に送られ、動脈によって上下、左右に還流します。やがて分流して、ついに毛細血管によって全身に配給されます。運んだ酸素で疲労のもとを焼却し、栄養を身体中の細胞に配分して下水道のように汚れて肺に戻ってきます。肺は呼吸でえた酸素で、きれいな上水道に浄化し、また全身に循環することは、みなさんご承知のとおりです。

ところが、手足や内臓に配管された毛細管という上水道は、髪の毛よりも細く、しかも鉛筆の芯ほどの太さの筋肉の中に何千本も通っています。だから、うっかりすると、すぐ流れが悪くなりよどんで、詰まりやすくなります。

そこで、私たちは、この流れを渋滞させず円滑に流すために、食生活によって血液をサラサラにしたり、筋肉を温めたり、もんだり、伸ばしたりしてやる必要があるわけです。

真向法体操は、筋肉・関節を柔軟にするばかりでなく、全身の筋肉・関節を刺激して血流へも良い影響を与えます。血流が渋滞せず、スムーズに流れれば血液はきれいになります。血液がきれいになれば、その流れはいっそうよくなり、疲労のもとの焼却や栄養の配分がいかんなく行なわれるようになります。血液は末端まで行き渡り、血色がよくなり、身体の全細胞の新陳代謝が旺盛になり、活力がみなぎってきます。病気に対する抵抗力や自然治癒力が高まります。

●消化を助ける

真向法体操の中でも第三体操は、内臓を刺激し、内臓全般がよくなります。消化器系はもちろん、先ほど述べた循環系、呼吸器系のはたらきが活発化します。

(3) 四つの体操と各関節・筋肉との関係――身体が柔らかくなれば心も晴れ晴れ

●第一体操

第一体操は、仙腸関節・股関節を柔らかくし、膝のこりをとる体操です。足裏を合わせ、両膝を左右に倒したとき、膝の開きぐあいの違う人がいます。右膝がひらきにくい（畳・床につかない）人は、右脚の特に外側（もちろん内側も硬い）の筋肉が萎縮しています。そのような人は仙腸関節や股関節に歪みを生じています。

このような人でも、あせらずに真向法を続けてゆけば正常になってゆくことは、多くの人々が実感していることです。膝を無理に押しつけようとしないで、両手でかるく押さえ、少しずつつける練習をします。

左右の膝の高さが違う人は、椅子に腰かけたとき脚を組んだり、片方の脚を投げ出したりする癖のある人が大部分です。女性では、いつも横座りをする人です。膝の故障、腰痛、肩こりなどは、このような姿勢の癖を持ち、左右がアンバランスになっていることが原因です。癖を改めることはもちろんですが、高いほうの膝を少しずつ手で押さえて、歪みを直すようにしてください。

また、第一体操は、すでに述べたように主に大腿部の外転筋を伸ばすものです。第一体操を継続すると、座骨神経痛の人などは、だんだん痛みがうすらいでいきます。この面で不調を感じている人は、その思いを込めて第一体操を行なってください。

●第二体操

第二体操は、大腿二頭筋《だいたいにとうきん》・下腿三頭筋などの屈筋、すなわち脚の裏すじを伸ばします。また、足首をピンと立ててアキレス腱を伸ばします。これらは、足腰の老化防止や全身の若返りに、大きな効果のある体操です。

よく、人間は足腰から衰えていくといわれます。これは本当のことで、脚の裏すじやアキレス腱が萎縮硬化する（老化する）と、いわゆるヨボヨボになってしまうのです。初めは、この第二体操の姿勢がなかなかとれません。脚の裏すじやアキレス腱が萎縮硬化している人がいかに多いかの証明です。ここに弾力を持たせ、若々しくすれば、全身が若々しくなります。

また、第二体操は、東洋医学でいう命門（第二腰椎と第三腰椎の間にあって重要なツボ）を刺激するはたらきがあります。これによって、副腎が活発化し、やる気（活力）が出ます。

●第三体操

第三体操は、内転筋を伸ばして両足を開脚して、骨盤を広げる体操です。骨盤を広げることによって、骨盤中の臓器である子宮、膀胱、前立腺、さらに直腸、肛門などの充血、うっ血、こりおよび炎症などを改善します。女性の生理痛、生理不順、男性の前立腺肥大の予防などに効果があります。特に、出産前の女性には、安産体操として定評があります。

内転筋と生殖器は深い関係があり、ここが衰えると（使わないと）男女とも生きる意欲が衰えます。その意味でこの体操を夫婦お揃いでやることをおすすめします。つまり、お互いに向き合って開脚し、手を取りお辞儀をしあうのです。双方の動きが双方の気持ちに連動し、夫婦和合が実現します。

また、この体操は、開脚して前傾姿勢をとることにより、腰殿部から腹部にある大筋肉群（腹直筋・外腹斜筋・骨盤筋群・大腿筋群など）の血行がよくなり、内臓全般のはたらきをよくします。

●第四体操

第四体操は、足首や脚の前面の大腿四頭筋を刺激するものです。ここをつねに刺激していると、長い階段、登山などで地力を発揮することは、前にも述べました。

また、膝を完全に曲げ、上体を後ろにそらせ、水平姿勢をとることは、脊柱の歪みを矯正すると同時に、自律神経を活性化させ、胃腸・肝臓・腎臓などのはたらきを促し、心臓の負担を軽くして血圧を安定させます。脳の血流もスムーズにさせます。

第四体操は、仰向けに水平に倒れたまま、反復運動をせず一分間くらい全身の力を抜いて腹式の深呼吸を行ないます。これによってストレスが雲散し、腰痛や肩こりも解消します。

3　真向法体操の効果

前節では、真向法の第一体操から第四体操までの各動作ごとに私たちの身体へどのような影響・効果をもたらすかを、人体構造上から見てきました。ここでは、真向法体操の全体が、私たちの健康生活上、どのような効果をもたらすかを見てみましょう。

繰り返すことになりますが、真向法体操においては、身体をととのえてその本然の姿を取り戻して、生命力を十二分に発揮させるのが目的です。治病効果があるとすれば、それは副産物的な効果であり、第二義的なものです。

病気を他力的に「治す」のではなく、自力的に生命自体の持つ自然治癒力によって「治る」のです。姿勢をよくするのは意識的（他力的）ですが、姿勢がよくなるのは無意識的（自力的）であり、つまり根源的です。

(1) 腹式呼吸による免疫力の増強・ストレスの解消

27ページでも述べましたが、真向法では呼吸法を意識して腹式呼吸にします。腹式呼吸は、細胞の呼吸（内呼吸）を活発化させ、内臓の活動も活発化させます。

特に、息をゆっくりと吐くことが大事で、それによって副交感神経が優位になり、身体の緊張が解けて免疫力が増強します。大脳からはエンケファリンやエンドルフィンなどの物質が分泌され、ストレスから解放されます。

身をととのえる（調える）ことは、息をととのえる（調える）ことであり、心をととのえる（調える）ことです。**「調身・調息・調心」**と調和がとれれば、心身が安定し、健康は相乗的に増進します。

(2) 熟睡による快適な毎日

不眠に悩む人が多いようです。不眠症は文明病ともいわれ、頭脳労働にたずさわる人に特に多いようです。不眠の大きな原因は、頭に血がのぼった状態であることです。だから、頭の血を下げてやればよいわけです。

血液の配送や回収のポンプ役は心臓が行なうのですが、筋肉の収縮によるミルキング・アクション（搾乳の動作。乳頭にたまった乳が搾られると、またすぐに乳が乳房から乳腺をとおって乳頭へ送られてたまり、それを搾るという動作の繰り返しのさま）によってカバーされているのです。真向法は腰や脚の屈伸運動をすることによって、筋肉の中に配管されている血管系を繰り返し刺激・圧迫することで血液の循環を促しているのです。

そこで、真向法を夜にやると、頭の血が手足に下がり、眠くなると同時に、皮膚呼吸により疲労素の排出作用が盛んになり、熟睡できます。たとえば、脳に血が充満しているまま睡眠薬を用いて眠ったとしても、脳がはたらいているのに麻痺された状態ですから、疲れやイライラはあまり解消されません。

真向法によって熟睡すれば、美容にも大きな効果があります。

(3) 老化を防止し、病気にかかりにくい体質にする

朝晩、真向法を継続することによって、姿勢を正し、血流を盛んにし、萎縮した筋肉を若返らせれば、体内で発生する老化原因を最小にする体質に改善できます。

また、真向法を継続的に実践すれば、血液が細胞を賦活させ新陳代謝を促進させます。浄化された血によって赤血球も白血球も元気にそれぞれの役目を果たし、病気に対する抵抗力や自然治癒力を高めてくれます。弱い体質の人でも、免疫力や抵抗力、自然治癒力の強い体質に改善する

ことができます。
自然治癒力の強い体質になれば、生活習慣病（高血圧・高脂血症・糖尿病）も予防できます。内部的原因による神経痛やリューマチ、腰痛症なども免疫力・自然治癒力が上昇すれば、その症状も自然と改善されていきます。

(4)　心の病いにも効果

真向法体操では、「健全なる身体に健全なる精神が宿る」という考え方をとります。これは、身体が不健全になれば精神も不健全になるということです。自分では気づかない身体の歪みなどからくる不調が、ノイローゼ、躁鬱病、精神分裂病（統合失調症）などの神経症を引き起こしていることが多いのです。

たびたび申し上げることですが、人間、姿勢が大事なのです。心配ごとがありますと、どうしてもうつむき加減になり、胸を狭めてしまいます。これでは胸が詰まってしまってよくありません。事実、ノイローゼ気味の人の胸の筋肉は、必ず萎縮しています。

真向法体操によって脚腰をととのえ、姿勢を正し、身体中の筋肉の萎縮やこりをとると、身体は柔らかく伸びやかになります。そうすると、気持ちも伸び伸びとしてきます。胸を張り、真向を向いた状態でクヨクヨと心労することはまずありません。

もちろん、精神科の治療が必要ないといっているのではありません。ただ、精神科での治療だけでは、根本から治ることが期待できないのです。心に病いを持つ人は、「健全なる身体に健全なる精神が宿る」という言葉の真理を信じて、真向法体操にいそしんでいただきたいと思います。

続けるうちに真向法が楽しくなり、生活も前向きになっていきます。そうすれば、きっと、その病いから抜け出ることができるでしょう。

(5) 頭脳の活性化

夜、寝る前に真向法体操をすると、頭にのぼった血が下がり、熟睡できることを前に述べました。朝、真向法体操をすると、血が全身へスムーズに流れるようになります。つまり、夜、寝るときは血を下げ、朝、頭をはたらかせるときは頭へ血を送ります。朝晩の真向法体操は、血流を一方にばかり片寄ることなく、必要なときに必要な部署に送れるように態勢をととのえます。

自律神経の交感神経（筋肉を緊張させる）と副交感神経（筋肉を弛緩させる）は、どちらか一方が強すぎてはいけません。つねにバランスをとることが必要で、このバランスが崩れるといろいろな病気になるといわれています。同じように、脳も緊張するときと弛緩するときがなくてはいけません。

朝晩、真向法体操をすると、脳の緊張と弛緩がほどよくバランスがとれ、頭脳が活性化します。朝から頭がすがすがしいというのは、実に気持ちのいいものです。頭のもやもやが宿痾《しゅくあ》（持病）だった人が真向法体操を継続することによって、もやもやがなくなり、すっきりしたという報告をいただいております。そのような方、ぜひ、始めてください。

(6) 「頭寒足熱」になる

昔から、「頭寒足熱」といって、頭はクール、足はホットな状態が健康をつくるといわれています。これは、民間の俗信ではなく、医学的にも正しさが認められています。『万病を治す冷えとり健康法』という健康書なども出されていて、その内容は「頭寒足熱」のすすめが基本をなしています。風呂では下半身を温め、足を温めるためにいつも五本指の靴下をはき、その上にまた重ねて靴下をはくことをすすめています。これによって頭寒足熱になります。それはそれで有効なのですが、夏でも靴下をはくという健康法ですから、いつしか靴下が離せなくなります。夏でも靴下を脱ぐとすうすうと寒い感じがして靴下をはかずにいられなくなります。

しかし、暑ければ素足を渓流にひたしたいと思ったり、素足に皮膚呼吸をさせたいと思ったりするのが自然だと思います。真向法では、自然に、つまり頭寒足熱の状態を身体の内部からつくり出します。

足が冷えるのは、心臓から出た血液が足先へ十分に届かないことによって起こります。原因は、腰などの関節が老化傾向を示し、血流を停滞させるとともに、先に述べましたようにミルキング・アクションが不十分なため、毛細血管まで新しい血が行き渡らないことにあります。

真向法体操によって、腰部（骨盤）血流がスムーズになり、手足の先端まで十分に血液が行き渡り、足の部分が温かくなります。また、真向法体操は原則的に頭の血を下げるはたらきがありますので、頭部は冷たくなり、「頭寒足熱」の状態になるのです。

(7) 美容的効果

私たちは、いつまでも若く美しくありたいものです。ことに女性にとっては、一生の願いであるはずです。

若く美しくする方法に二つあります。その一つは、外から若く美しくする方法です。これを化粧といいますね。内から若く美しくする方法を美容といいます。

化粧は、外から一時的に美しく化かし装うのです。それによって、確かに今日の貴女を美しくします。しかし、永遠の美をつくる方法ではないと思います。

美容は、貴女自身の中から若さと美しさが湧き出る方法です。それには精神的美容と肉体的美容とがあります。

精神的美容　心を若く明るく美しく持つことです。心を若く保つには、「今さら」という言葉を絶対に使わないことです。顔の皺も気になりましょうが、それより恐ろしいのは心の皺です。「今さら」という言葉を使うと、身も心も老化します。そのさをかにして、「今から」に代えるのです。心の皺がいっぺんに伸びます。

心を若く明るく美しく保つには、「ハハ……」と明るく笑うことです。「笑うと皺がふえる」――冗談ではありません。これは顔面筋が「廃用性萎縮」しないための運動です。「ハハ……」といつも笑っていれば、心が明るくほがらかになり、それが外面ににじみ出てきて、肉体的美容にもプラスします。

肉体的美容　血を若く保つことが基本です。真向法体操を続けていますと、爪が美しいピンク色に光ってきます。若くきれいな血がつくられ、それが身体の隅々まで行き渡った証拠です。全身の絶えざる新陳代謝により、素肌はツヤツヤと輝き、しっとりとうるおいのあるものになります。これが真向法体操による自然の美容です。

さあ、「今から」真向法体操をやりましょう。

4　真向法体操の注意と心得

(1)　朝夕二回行なって生活のリズムをつくる

これまでたびたび申し上げてきましたので、今さらの感がありますが、真向法体操は朝夕二回行なうことが基本です。真向法は継続が大切です。いくら多忙な現代人でも朝と夜の三分間ぐらいの時間はとれるはずです。

朝は、寝起きの蒲団の上で結構です。あまりふわふわの蒲団やマットレスの上では、身体が沈みますので屈伸効果がなくなります。薄い蒲団か畳の上で行なってください。

朝は身体が一日中で一番硬いときです。これは、身体の各部位が完全に目覚めていないからです。目も寝ぼけ眼《まなこ》ですし、三半規管も目覚めていませんので、急に立ち上がるとふらふらします。脳も内臓も本来の調子ではありません。これを目覚めさせるのが真向法体操です。

自然界の小鳥や動物たちは、朝、目覚めると必ず全身の調整体操をしています。小鳥はチュンチュンとさえずったり、羽ばたいたり、跳ね回ったりしています。動物も背筋を伸ばしたり、あくびをしたり、全身を屈伸したりしています。これらはみな、身体の機能の目覚めをはかっているのです。

同じように、私たちも朝三分間の真向法体操をやりますと、寝ていた間に硬くなった筋肉がほぐれ、身体の各部の機能が目覚め、エンジンのかかってくるのが自覚されます。そして、「さあ！　今日もがんばろう」という気力と体力がみなぎってくるのです。

夜も必ず励行してください。一日働けば、心身に疲労やストレスがたまり、硬直化します。そのままにすればそれが明日へ持ち越され、身体の不調になってゆくわけです。それが真向法体操をすることにより解消する（身体の自然治癒力が活発になり、硬直化が解消する）のです。

湯上りは筋肉が温まっているので、柔軟性があり、朝に比べて驚くほどよくできます。

家族全員でやれば、一家団欒《だんらん》体操になり、ご夫婦でやれば、この上ない和合体操になります。

したがって、朝夕、真向法体操をやると、朝は身体のスタートをととのえ、昼は心身躍動し、夜は今日一日のつつがなさを感謝しながら、熟睡することができます。日々是好日とはこのことです。

真向法の実修をとおして、この生活のリズムを確立してください。この生活のリズムをつくることが大事なことです。いつまでも健康で、人生の最後まで美しくあるために――。

(2)　満腹のときは避ける

昔から「親が死んでも食休み」といいます。真向法も、食後三〇分間の満腹時は避けてください。人間の身体は、実に精巧にできていますから、同時に二つ以上の仕事に集中できないようになっているようです。

麻雀をしながら食事をしますと、味どころか何を食べたのかさえ分からないぐらいです。食べたものは、もちろん消化不良になります。食事をすることは、やはり真剣な営みなのです。

食事ぐらいは、ゆったり余裕をもって摂り、食後の三〇分ぐらいはゆっくりと休みたいものです。

(3) 上達や完成をあせらないこと

現代人は、総じてせっかちが多いようです。よろずインスタントが好きですし、スピードが速くないと承知しません。何をするにも、性急に上達や効果を求めたがります。しかし、インスタントものは便利ですが、所詮本物にはおよびません。本物は時間と手間をかけなければできません。身体が硬化し老化したのは、それなりの十分な時間がかかっているのです。この身体を柔らかくし、機能を蘇らせ、若返らせるに当たってインスタントで願いたいといっても、それは無理というものです。

年齢や筋肉の硬化度、血管や神経の老化度などで個人差がありますが、真向法体操に習熟するには、やはり三年ないし五年はかかります。

真向法体操は、上手にできるにこしたことはありませんが、必ずしも上手にできる必要はないのです。下手でも毎日続けていることが大切なのです。真向法の完成の域に達しても止めてしまえば、もとに戻ってしまいます。

真向法の実修は、一日一ミリの前進といいならわしていますが、上達には次の三つのカーブがあります（図参照）。

①のカーブは、一日一ミリ前進する漸増型です。

②のカーブは、いくら努力しても少しも上達しないのですが、コツコツ根気よく継続しているうちに、ある日、突然、開眼《かいげん》したかのように、急に上昇カーブを描き、完成します。

③のカーブは、順調に上達したと喜んでいると、一時かえってできなくなり、後退します。痛みも増します。このとき、ガックリしたり、自分には不向きな体操だと諦《あきら》めてしまうと、今までの努力が水の泡になってしまいます。この後退は進歩の前のスランプなのです。コツコツと継続していると、いつしかスランプを脱却します。二、三度このスランプを繰り返して完成に近づきます。

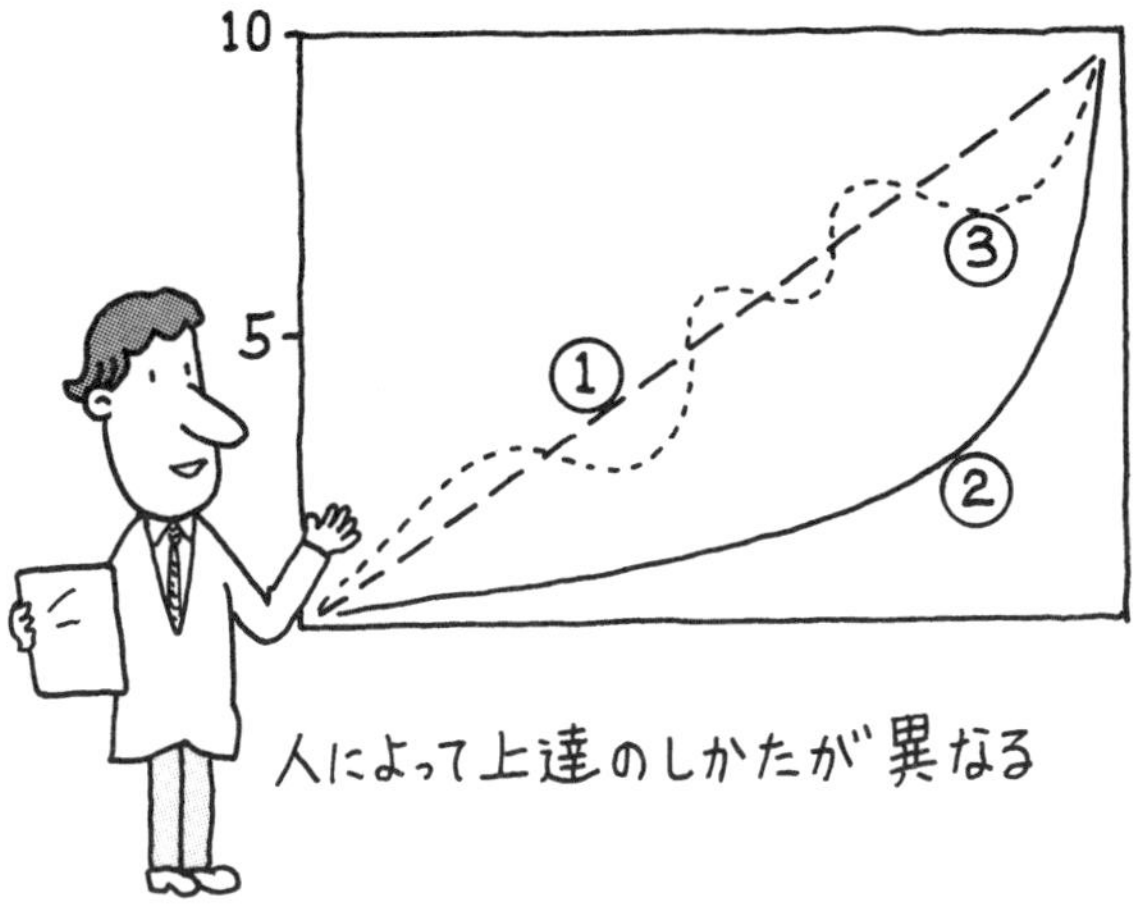

私たちが性格・気質などそれぞれ違うように、身体においてもそれぞれ個性的なのです。しかし、たどる道は違っても到達するところは一緒です。完成という頂上でお会いしましょう。

(4) 実修の途上で「反応」が現われることがある

真向法の実修の途上、腿《もも》の内側やその他に、突然紫色の皮下出血をしてびっくりされる方もいます。あるいは、筋肉の一部が炎症を起こして硬くなり、痛みを伴い、体操ができなくなるばあいもあります。

このような症状を東洋医学では瞑眩《めいげん》というそうです。古代中国の『尚書《しょうしょ》』という本に「若《も》し薬瞑眩《くすりめいげん》せざれば、厥《そ》の疾瘳《やまい》えず」という言葉があります。「もし、薬が（飲んでみて）目がくらむようでなかったら、その病も治るものではない」という意味です。「目がくらむ」というのはいいかえれば反応、副作用ということです。薬による反応や副作用がないようでは病気も治らないように、真向法体操でも実修の途中で反応のあることがあるのです。これを良転反応といいます。

そのようなときは、無理をせず静かに続けます。そのうちに消え去ります。あまり痛いときは、その動作だけ数日休んでも結構です。

(5) 不得手な体操を入念に実行すること

食事のとき、好きなものばかり食べていたら偏食になり、栄養失調を起こすことすらあります。同じように、真向法は四動作で腰のバランスがとれ、全身の姿勢もよくなるのです。つまり、四つでワンセットになっています。得意な動作だけやると、不得手な体操との間に、ますます差が開きアンバランスになります。むしろ、不得手な体操に主力をおき、バランスをよくするよう心掛けてください。

(6) 薄弱―硬直―柔軟とすすむ蒲柳の質、低血圧の人

筋肉が薄弱で体質的に蒲柳《ほりゅう》の質といわれる人がいます。このような人は、真向法も不得手と思われがちですが、初めから難なくできる人が多いものです。低血圧で疲れやすいという人もそうです。このような方は、実際、柔らかい筋肉を持っているのですが、筋肉の質が弱いのです。失礼ですが、ゴムでいえば伸びきったゴムです。

しかし、このような体質の方も、真向法体操を続けていれば、強い筋肉を獲得できます。つま

り、続けているうちに筋肉が硬くなってきます。そして、そのうえで柔らかくなってくるのです。つまり、筋肉が、薄弱―硬直―柔軟と三段階に改善されていくわけです。

真向法体操を続けていると血液の代謝がよくなり、毛細血管にどんどん栄養が回るようになりますから、細かった神経も徐々に改善されて太くなります。そして、自然に体力がついてきます。筋肉の硬い人が柔軟になるプロセスよりも一段階多くなるので、その分、時間はかかりますが、見違えるような体力を獲得する人が数多くおります。

(7) 真向法はハードトレーニングではない

真向法体操は、痛さをがまんしてするハードトレーニングだと誤解する人がいます。痛いのは、上達をあせるあまり、力んで無理をするからです。真向法体操は、硬化し老化した関節・筋肉を無理に屈伸しようとはしません。あくまで、細胞の新陳代謝をはかって、生理的に若返って、結果的に屈伸ができるようにするのです。

静かに座って腰殿部(仙腸関節・股関節)を中心とした屈伸をするだけですから、歩くよりエネルギーの消耗はありません。血圧にも心臓にもほとんど負担がかかりません。そして、それらを正常にしていきます。

生命の躍動している幼児や本当に健康な人は、真向法の動作をしても少しも痛がりません。痛いのは、脚腰が狂い、筋肉が萎縮し、血流にとどこおりがあって身体が老化しているからです。

力を抜いて、軽く痛む(痛快)程度に屈伸すれば、終わったあと、脚腰も軽くなり気分も爽快になります。真向法体操は無理をせず、痛快をかみしめながら、若さと健康をつくる合理的な体操なのです。

(8) 飲酒後は無理をしない

毎晩お酒を飲む人がいます。そのような人にかぎって身体が硬いものです。気持ちがお酒にいっていて、身体を動かすことが少ないからでしょう。お酒を飲む人に真向法はおすすめです。というのも、前節で述べたように、真向法体操は血圧や心臓に負担がかからないからです。

しかし、決して無理をしてはいけません。飲酒後は「あれっ」と思うぐらい、屈伸ができます。これを上達したと思いがちですが、全くの誤解です。神経が麻痺して痛さを感じないだけです。感じないから無理をして、筋肉を傷めたりします。十分に注意しましょう。

また、体操は、飲酒後（食後）三〇分が過ぎてからにしましょう。

(9) 真向法は死ぬまで継続する体操

「継続は力なり」といいます。毎日コツコツと勉強すれば、実力が身に備わってきます。健康もお金をためるのと同様に、日掛け月掛け貯金がいいのです。

しかし、継続することは決してやさしいことではありません。たとえば、健康法にも、冷水・乾布摩擦、早寝早起き、朝の深呼吸や体操、ウォーキング、腹八分目などなど、簡単でお金がかからないものがいろいろありますが、なかなか続かないのが実情です。

反対に、過飲、過食、ヘビィスモーク、夜ふかし、運動不足など健康上悪いことはなかなか改められないようです。その点、鳥獣は、絶対に規則正しい生活習慣を崩しません。鳥獣はそれを崩せば、生命の危機にさらされるからです。ところが、人間のばあいは、ある程度ごまかしがきくからでしょう。万物の霊長である人間も、こと健康に関しては案外だらしがないようです。

「継続は力なり」ということを、毎日のように唱えてください。そして、継続してください。そのうち、朝夕の歯磨きのようにクセになります。歯磨きをしないと気持ちが悪いですよね。真向法も同じで、クセになればしめたものです。

ある人が、「私が真向法体操を継続しているのは、病気になりたくないからでもなく、長生きしたいからでもありません。立派に死にたいからです」といわれました。

これが真向法の真諦《しんたい》かもしれません。立派に死ぬ日のために、大往生するために、自分自身の責任で自分の身体に手入れをする。それはまた、自分の健康を自分で創造するものでもあるのです。

○首の体操
——頭をすっきりさせ、首筋、肩のこりをとる

その3——首の左右倒し体操　両手を腰に当て、首を左右に静かに曲げます。このとき、耳が肩につくのが正常です。これも案外とできないものです。耳が肩につかないようでは真向法が気持ちよくできませんから、首の体操を継続して正常な状態にしましょう。

その4——首の前後体操　両手を腰に当て、顎《あご》が胸につくまで前に傾け、ついで後ろに倒します。そのとき、真上よりも後ろが見えるのが正常です。

その5——首の左右への旋回　姿勢を正し、脊柱を不動にし、呼吸をととのえ、首だけをできるだけ静かに旋回します。左右三回くらいが適当です。急激に行なうと首を痛めることがあるので注意しましょう。

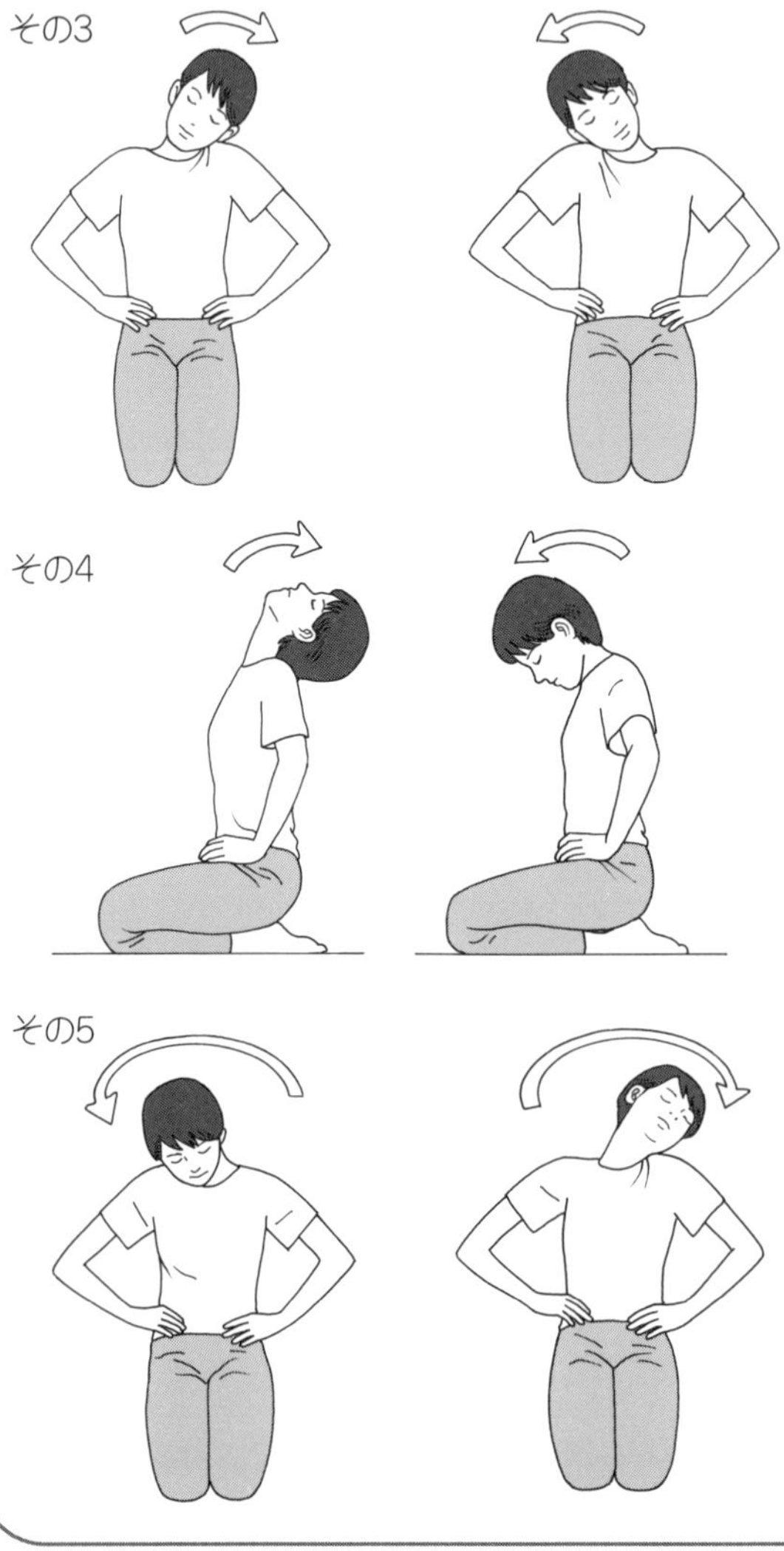

以上の首の体操は、頭をすっきりさせ、首筋のこりや肩こりを解消する手軽な方法です。これを真向法と組み合わせたり、日ごろ継続的に行なうことをおすすめします。

第2部

真向法の実修

☆真向法実修の三原則

1　真向法体操は苦行ではない
　　——痛ければそれ以上やるのを止める

2　上達や完成をあせらない
　　——少しずつ少しずつ、下手でも毎日続けることが大切

3　手助けしてくれる人がいると上達が早い
　　——夫婦でやる、家族でやる、職場のみんなでやる

第1章　真向法体操のやり方と理想形

四つの真向法体操のやり方と体操の理想形（完成形）について述べていきましょう。なお、真向法協会では、真向法体操をすることを「実修」といっています。では、第一体操の実修から。

1　第一体操

●正しい座り方こそ真向法の第一歩

第一体操は、**写真1**のように、両足を合わせ、足の裏をできるだけ上に向けて、両膝を床（畳）につけて座ることから始めます。この座り方を真向法では楽座《がくざ》ということは前にも述べました。25ページの写真のように、赤ちゃんは例外なくこの楽座をしています。赤ちゃんのようにあどけなく顎《あご》をひき、真向を向き（正面を向き）、胸を張り、腰をシャンと立て、背筋を伸ばします。この姿勢の理想形が**写真1**（正面から）と**写真2**（横から）です。美しいですね。

踵《かかと》と股の間に握りこぶしが一つ入ると、両膝と踵が一直線に並びます。

●姿勢を崩さずに前傾する

次に、お辞儀の要領で、上体を腰から前に静かに倒していきます（**写真3**）。このときの屈伸点は左右の

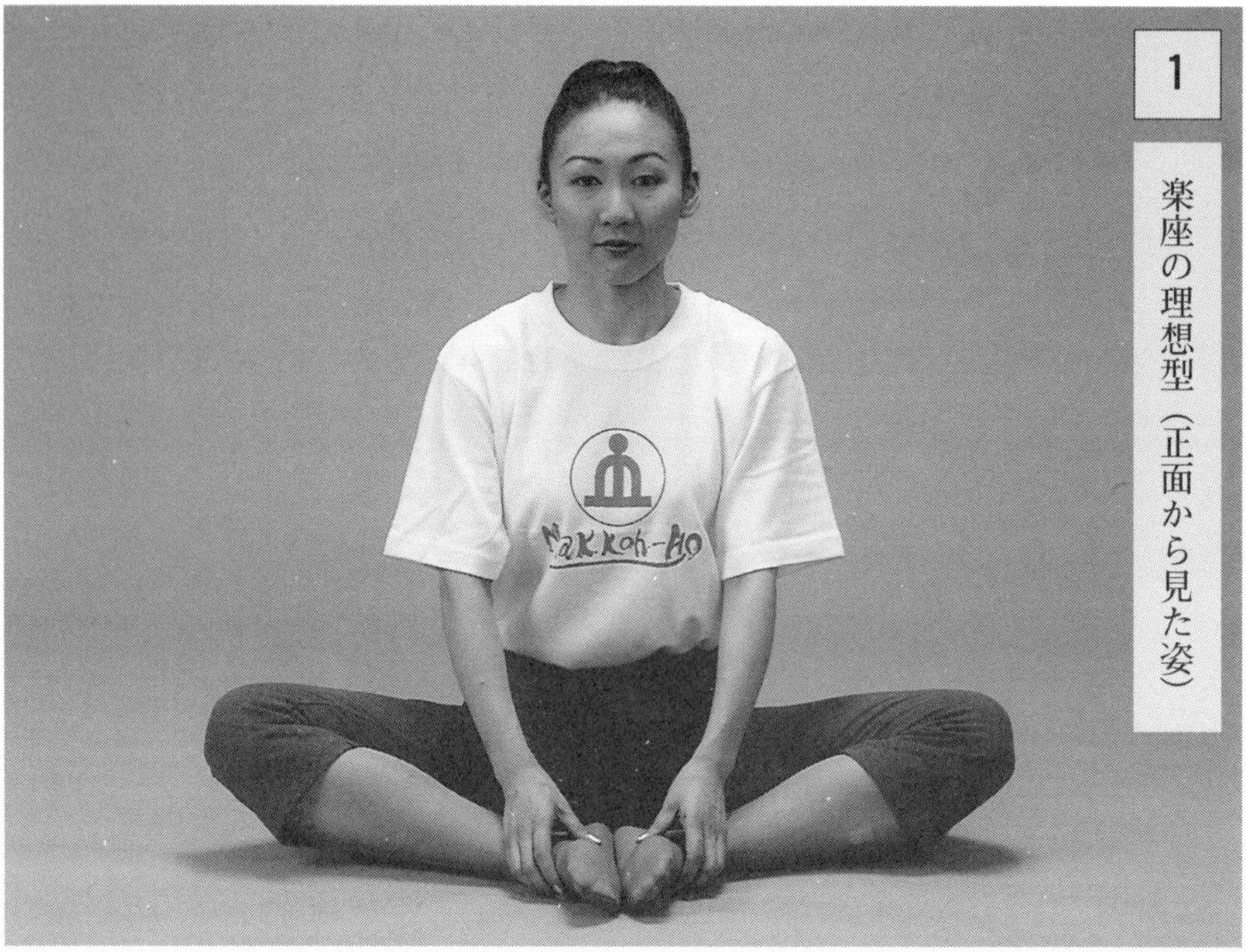

1

楽座の理想型（正面から見た姿）

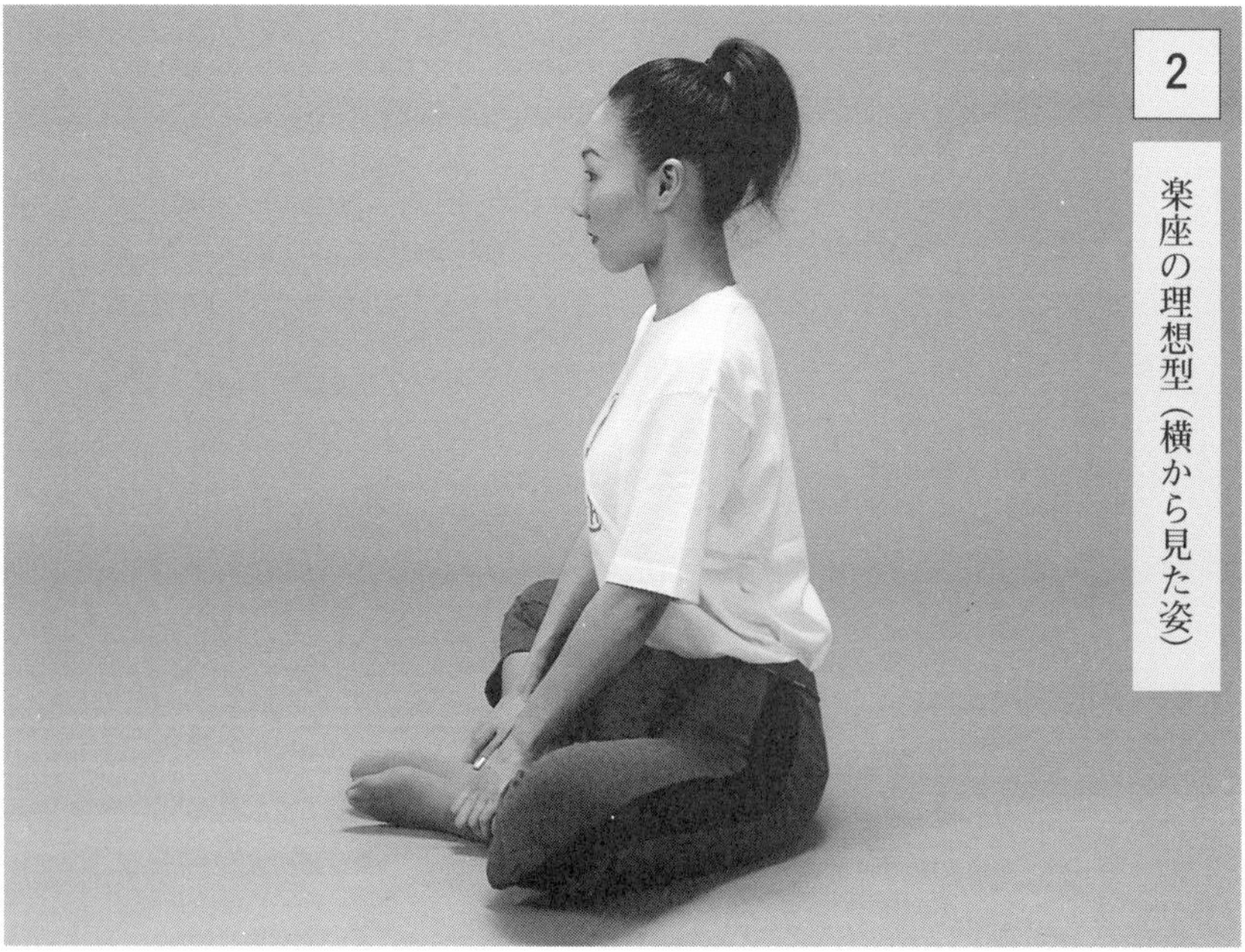

2

楽座の理想型（横から見た姿）

股関節で、腰椎は湾曲させない（腰を丸めない）ようにします。楽座の姿勢を崩さないで前傾するのです。

上体を倒すときの目線は極端に下げず、腹を前に突き出すようにします。

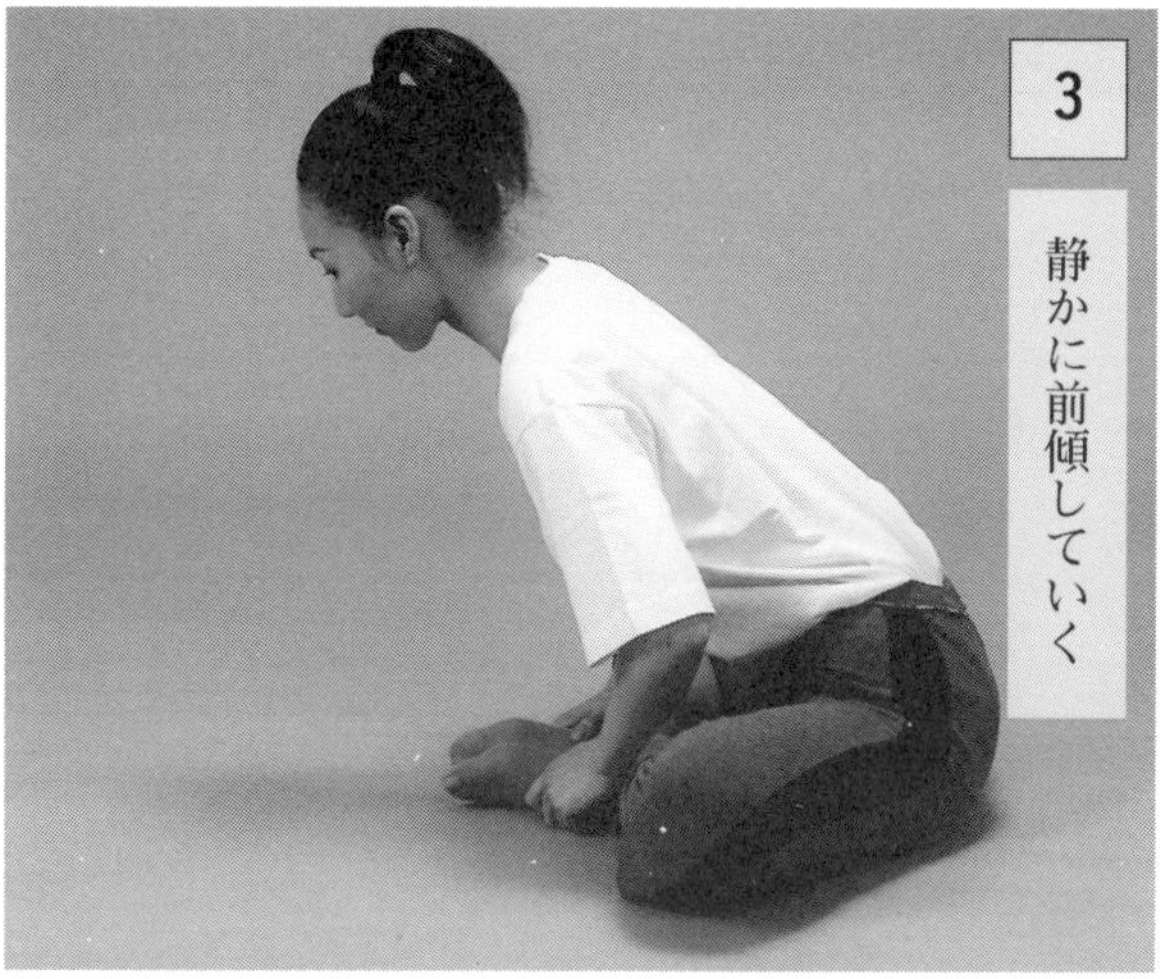
3
静かに前傾していく

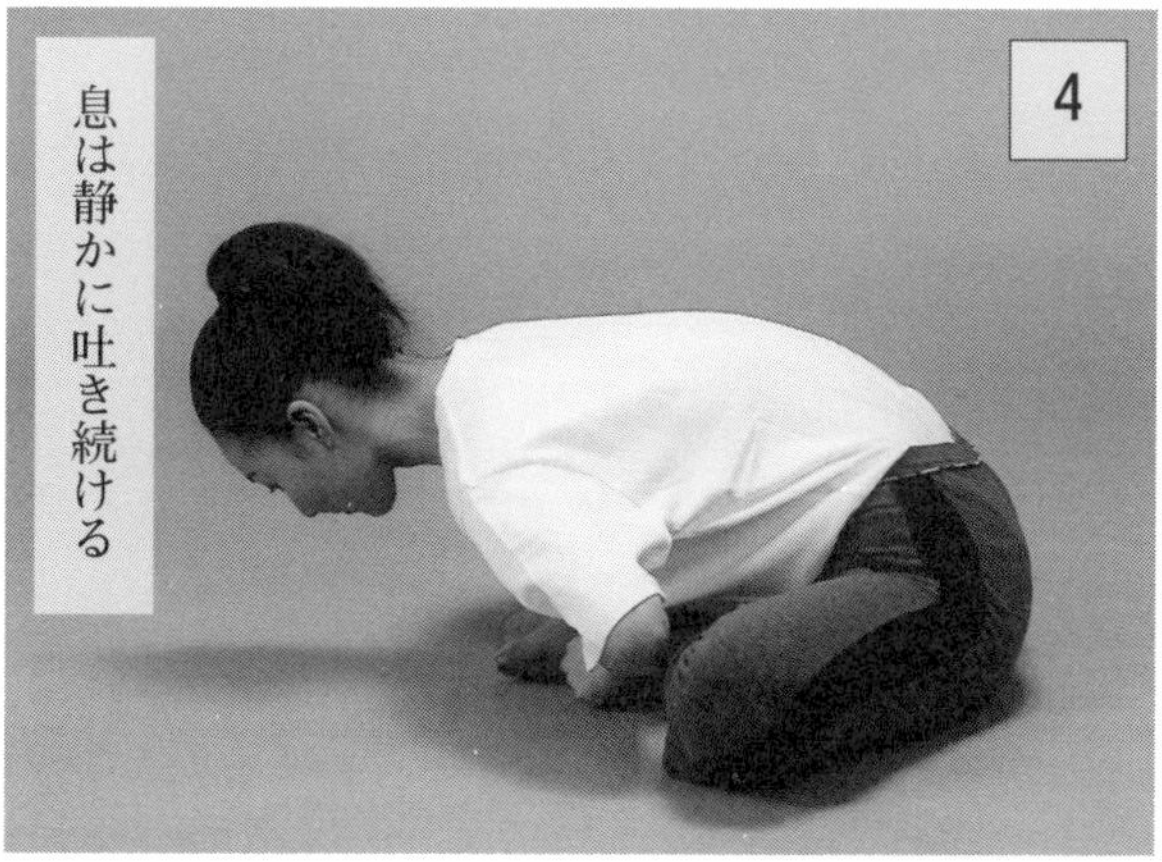
4
息は静かに吐き続ける

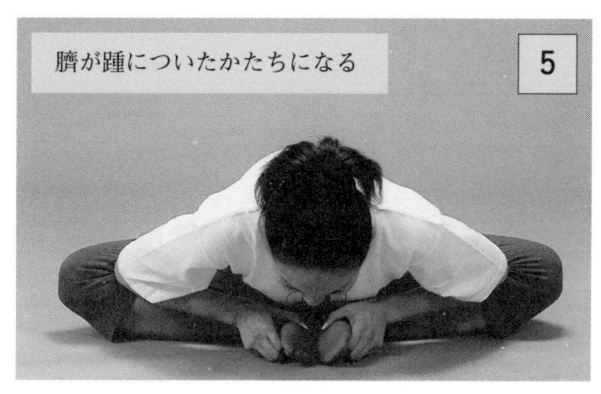

5
臍が踵についたかたちになる

●ゆっくり息を吐きながら、腹・胸・顔の順に

このとき、呼吸は止めないで静かに吐きながら行ない（**写真**4、**5**）、腹・胸・顔の順に床に近づけていき、息を吐ききったときが完成形です（**図**）。完成形では臍《へそ》が踵《かかと》についたかたちになります。吐ききったら、

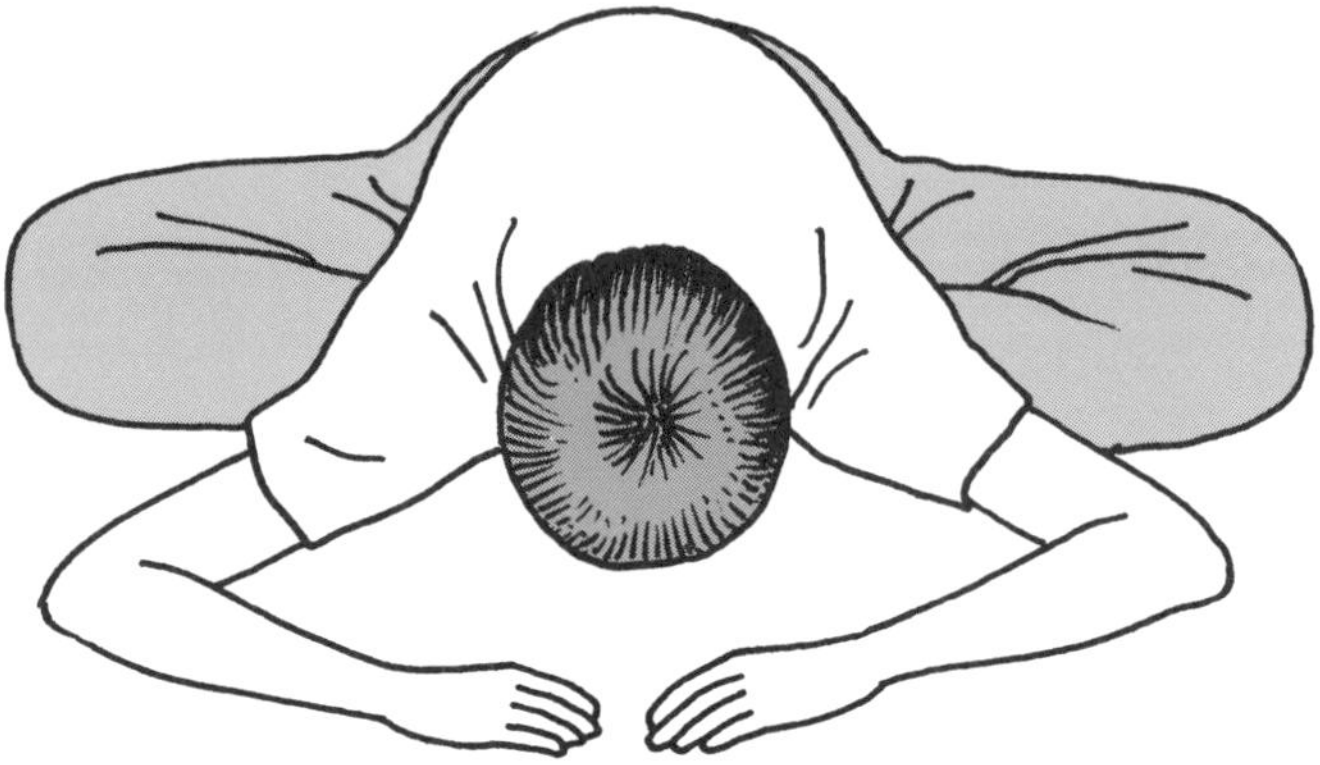

第一体操の完成形

やや早めにもとの真向の姿勢に戻ります。真向法では、これを「ひと呼吸、一動作」といい、第四体操を除き、共通した呼吸・動きです。

一〇回ほど反復屈伸をします。

2 第二体操

●足首を鋭角に立てL字形に座る

両脚を揃え、膝を真っすぐに伸ばし、前に投げ出して座ります。腰を立て胸を張り、真向を見ます。足首は鋭角（七〇度くらい）に立てます（**写真6**）。こうすると、アルファベットのL字形になります（写真は逆L字形）。完全なL字形になるには、腰が直角に立ち、膝が伸び、足首が鋭角にならなければなりません。

ところがこの三条件を同時にととのえることは、なかなかむずかしいものです。腰を直角に立てれば、足首が逃げ、足首を鋭角にすると腰がひける、両方正確にすれば、膝が浮くというのが普通だからです。完全

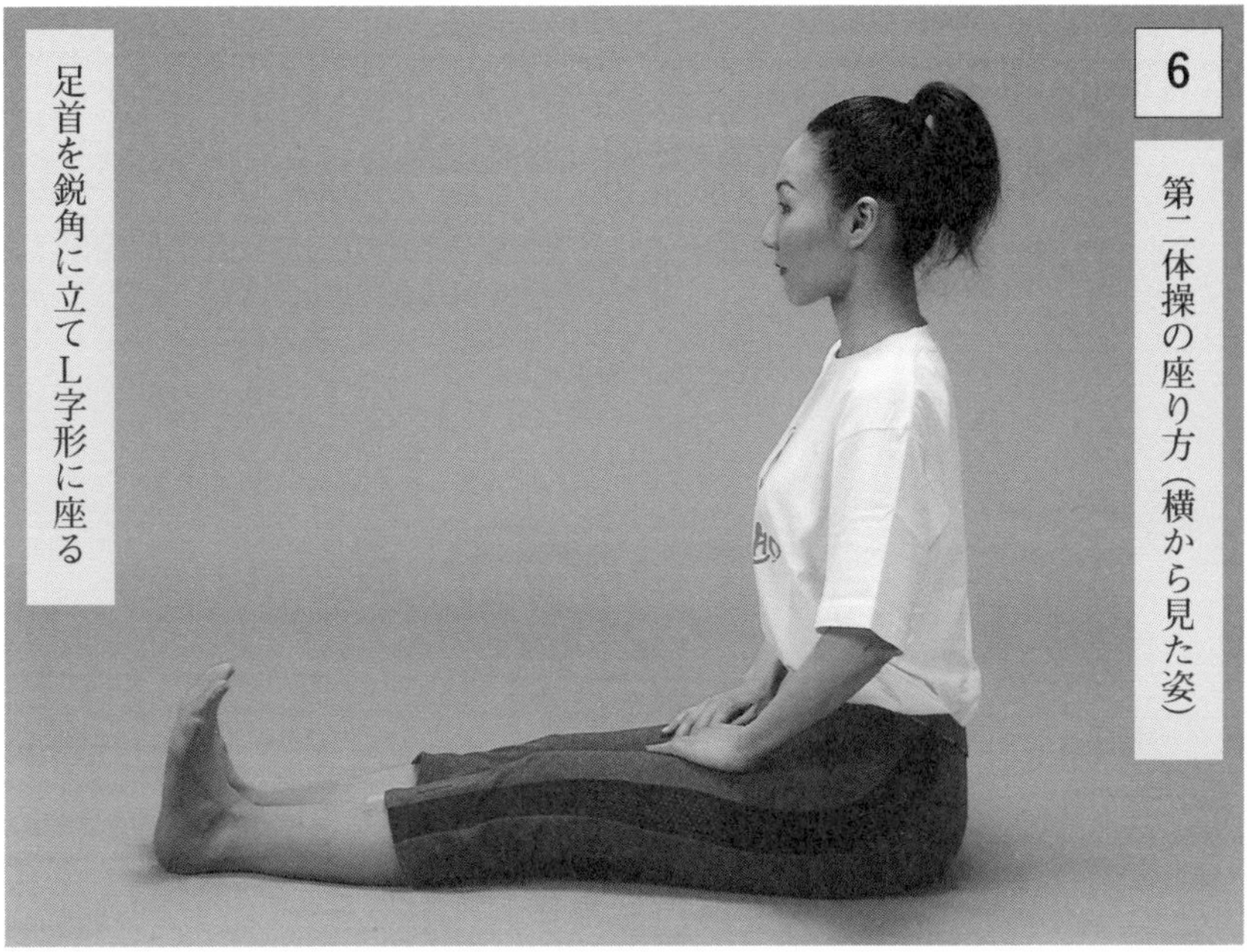

6
第二体操の座り方（横から見た姿）
足首を鋭角に立てL字形に座る

に三つの条件をととのえられない方は、まず膝を折って（浮かして）、腰だけでも正確に立てるようにします。

実修すると分かりますが、第二体操は脚の裏側の大《だい》殿筋《でんきん》、大腿《だいたい》二頭筋《にとうきん》から腓腹筋《ひふくきん》、ひらめ筋、アキレス腱に至る一連の筋群を対象にした体操です。これらの筋群は、立つ、歩く、走る、止まる、跳躍するときに大活躍するものです。日ごろ手入れを怠っていると、これらの筋が萎縮してしまいます。この体操によって脚の裏側の萎縮した筋を伸ばそうとするから痛いのです。

●両手は脚にそってすべらせる

L字形から股関節を屈伸点にして、息を吐きながら静かに上体を前傾していきます。このとき、肩の力を抜き、両手を脚にそった外側の畳の上をすべらせます（**写真7**）。この動きは初めての人（筋が萎縮している人）にはなかなかつらいものです。初めは、あまり上体を傾けなくてもよいですから、下半身だけは崩さな

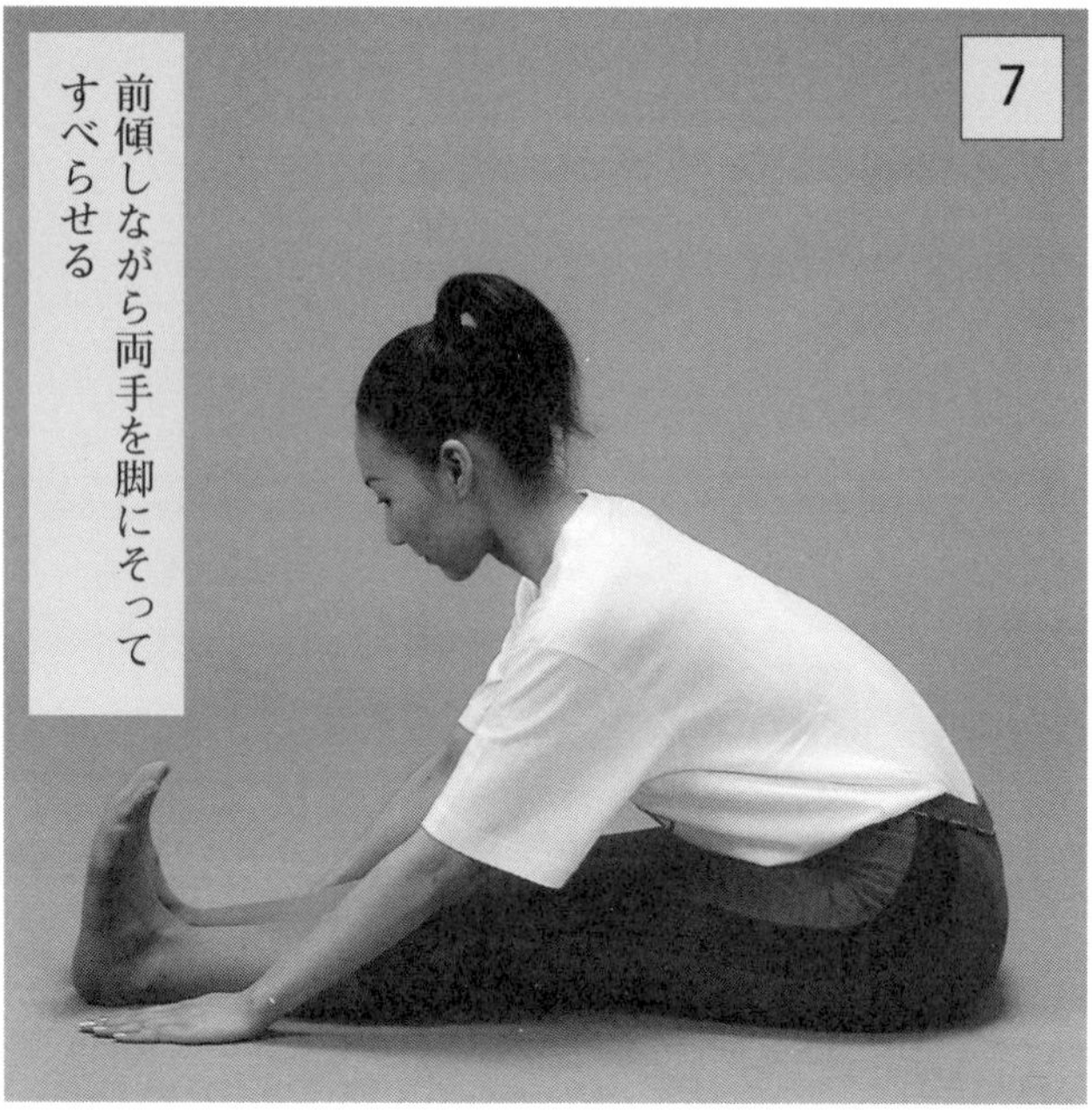
7
前傾しながら両手を脚にそってすべらせる

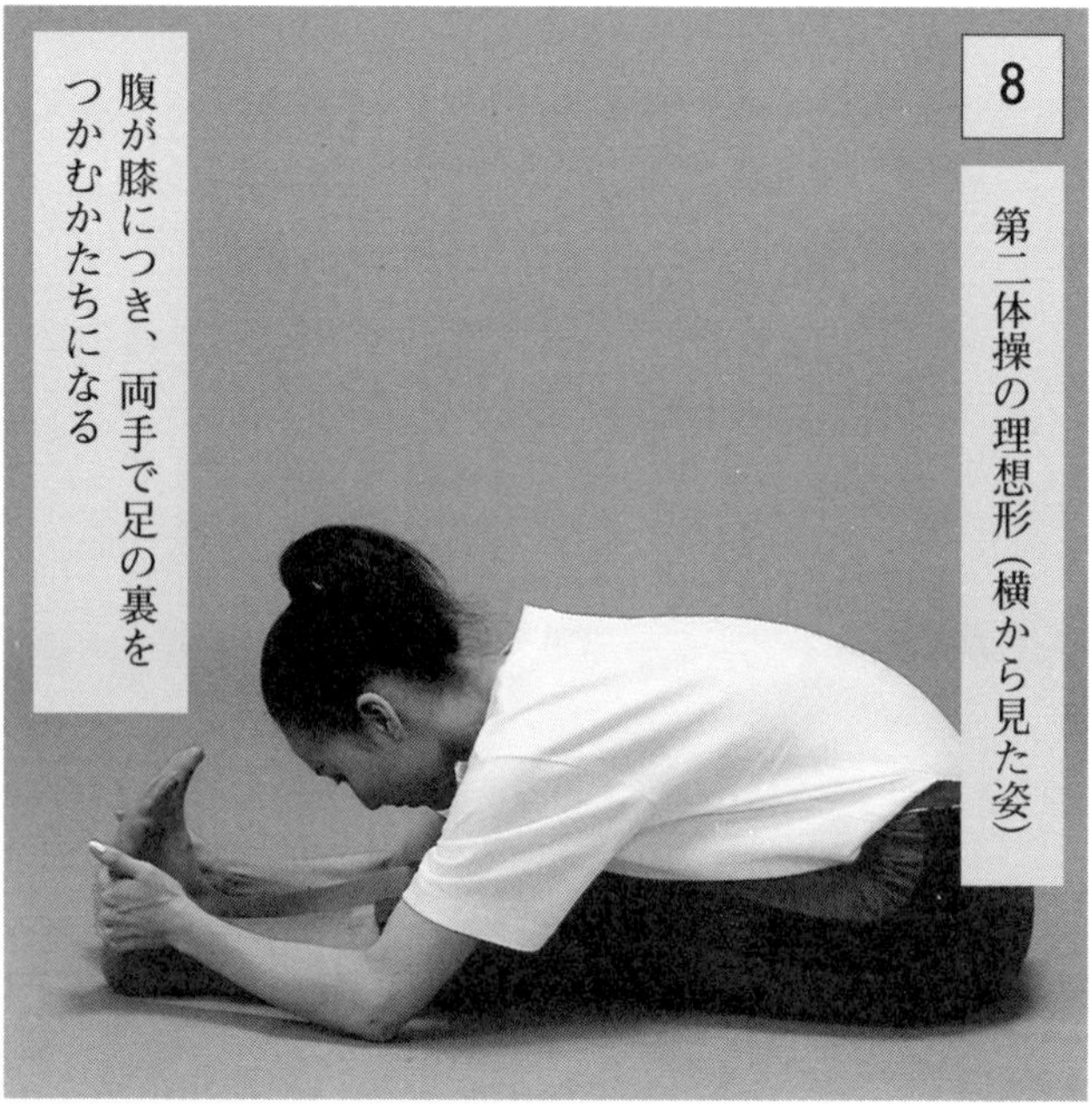
8
第二体操の理想形（横から見た姿）
腹が膝につき、両手で足の裏をつかむかたちになる

いようにします。

両手を宙に浮かし、うんうんと無理をしながら上体を曲げようとするのはいけません。深く曲げようとするよりはまず、背中をピンと立てるように心掛けましょう。

理想形（完成形）は、腹が膝につき、両手で足の裏をつかむかたちです（**写真8**）。

一〇回ほど反復屈伸をします。

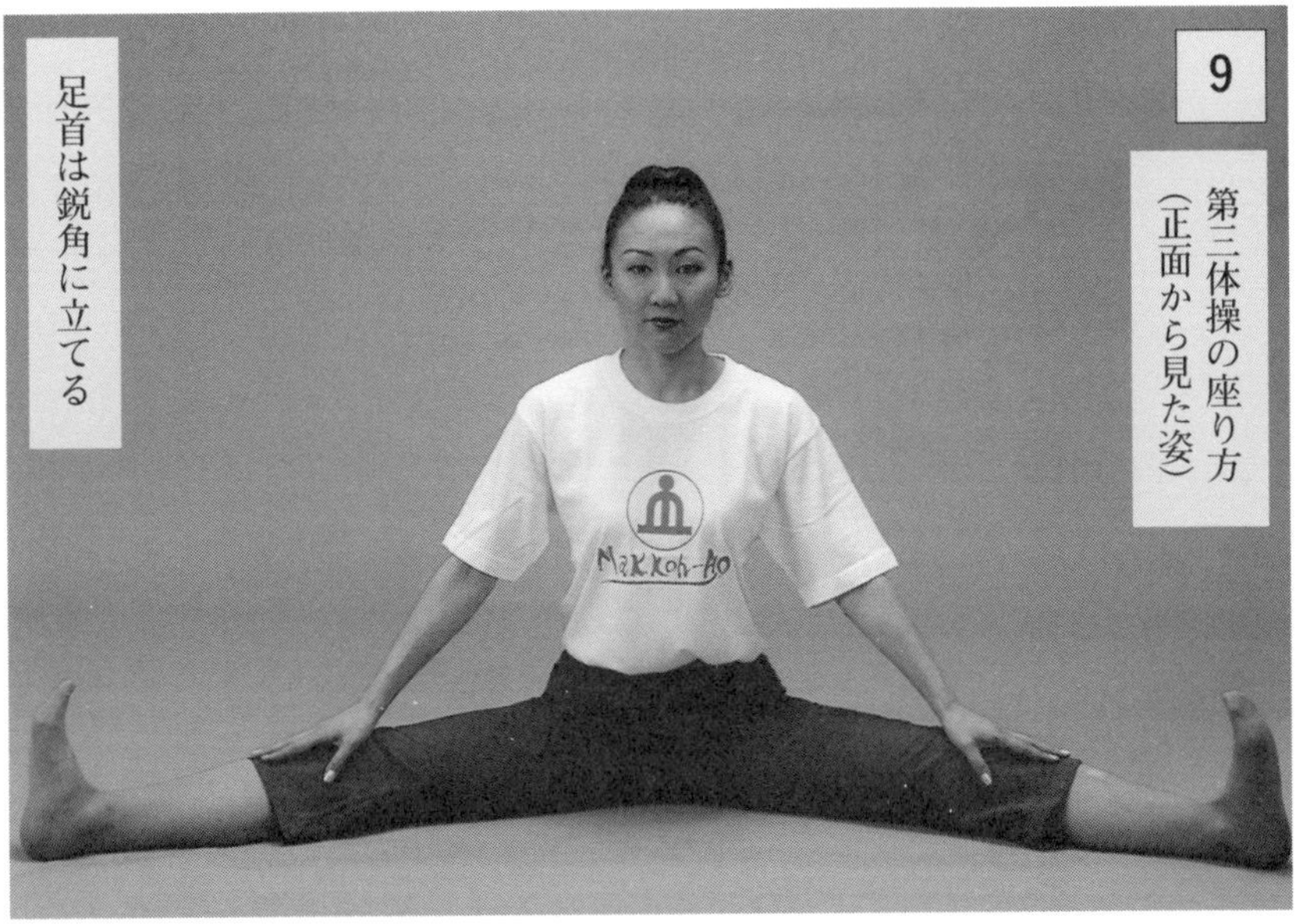

9

第三体操の座り方（正面から見た姿）

足首は鋭角に立てる

3　第三体操

●開脚一三〇～一五〇度が理想的

第二体操のとき揃えていた両脚をできるだけ開き、腰を起こし、足首は鋭角に立てます。一三〇～一五〇度くらい開脚できるのが理想的です（**写真9、10**）。

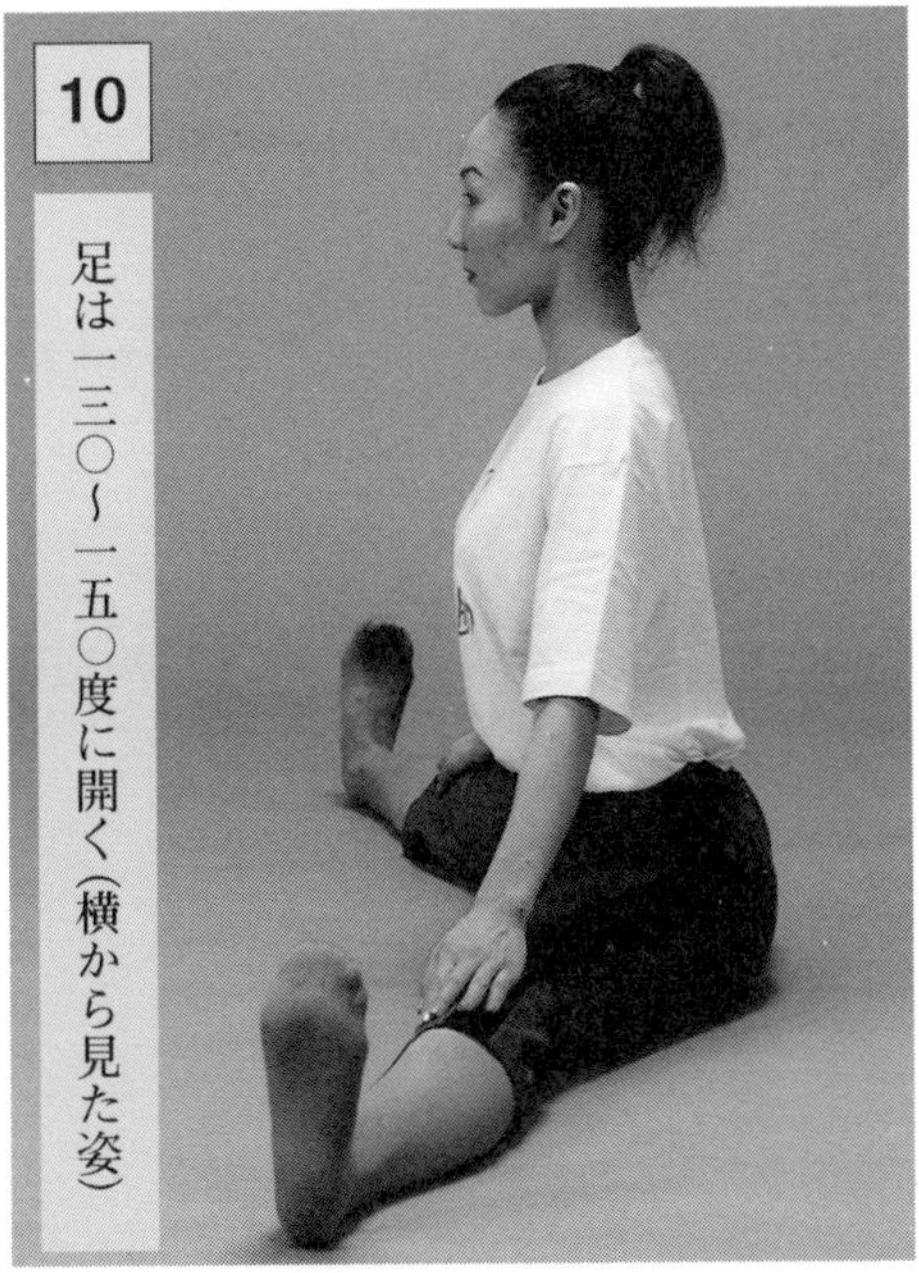

10

足は一三〇～一五〇度に開く（横から見た姿）

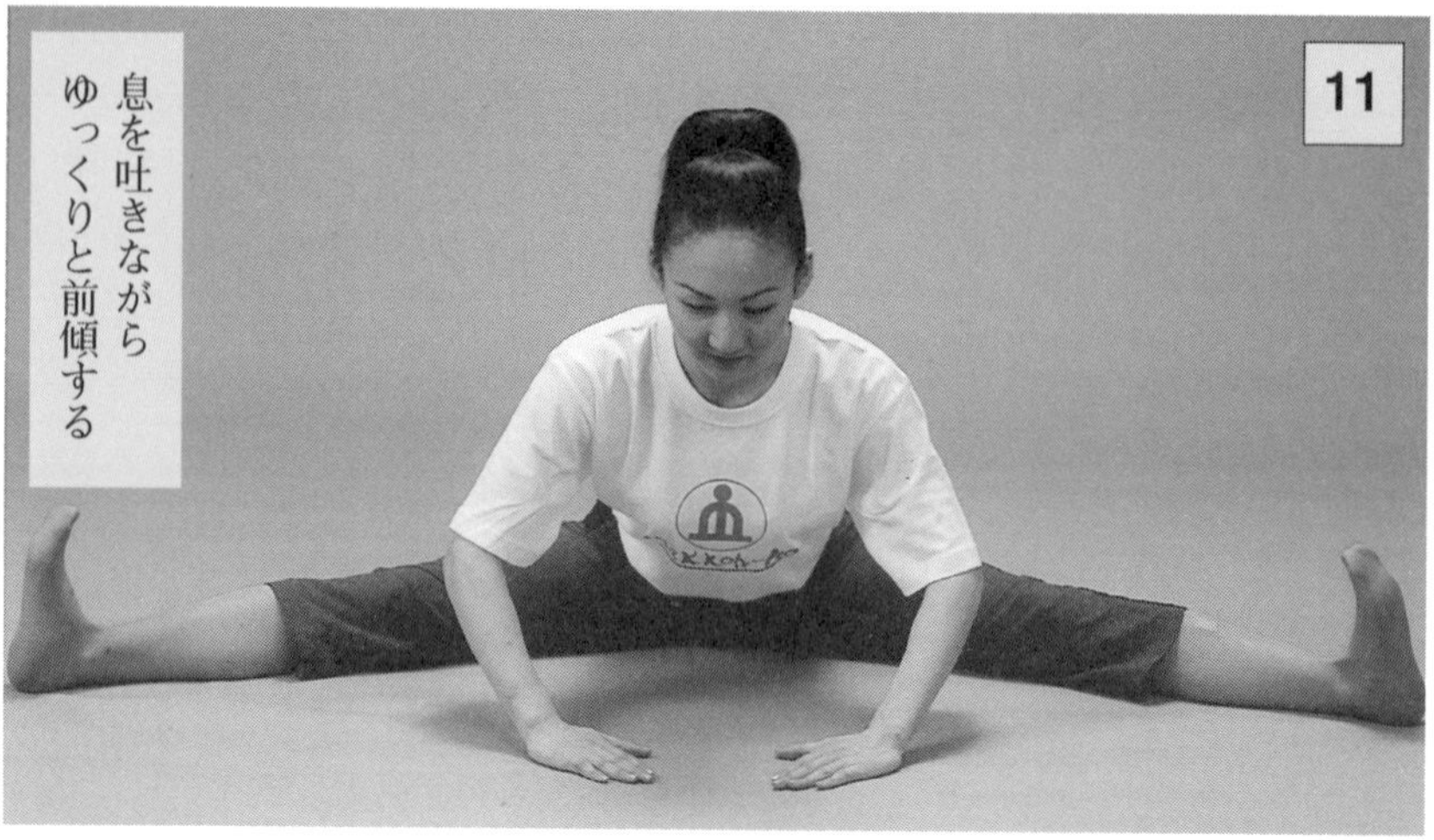
11
息を吐きながら
ゆっくりと前傾する

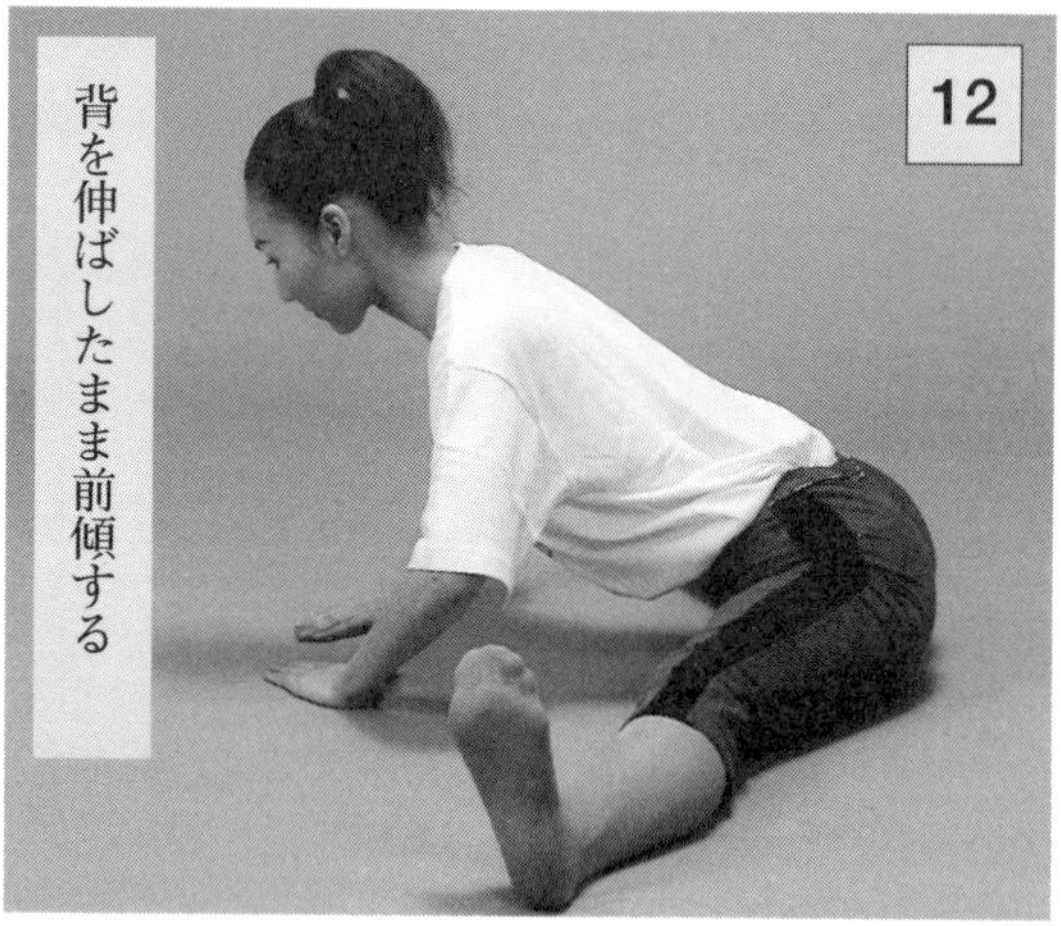
12
背を伸ばしたまま前傾する

なお、開脚は一五〇度が限度です。開きすぎると真向法ではなくなってしまいますから、注意してください。

●真向を見たまま、ゆっくりと前傾

次に、真向を見たまま、両手を前につき、腹から胸へと順次、息を吐きながらゆっくりと床（畳）へ近づけていきます（**写真11、12**）。第一、第二体操と同じく、「ひと呼吸、一動作」であせらず静かに、一〇回ほど反復屈伸を続けます。

理想形（完成形）は、両肘《ひじ》が床（畳）にぴったりとつき、背中は水平で床（畳）

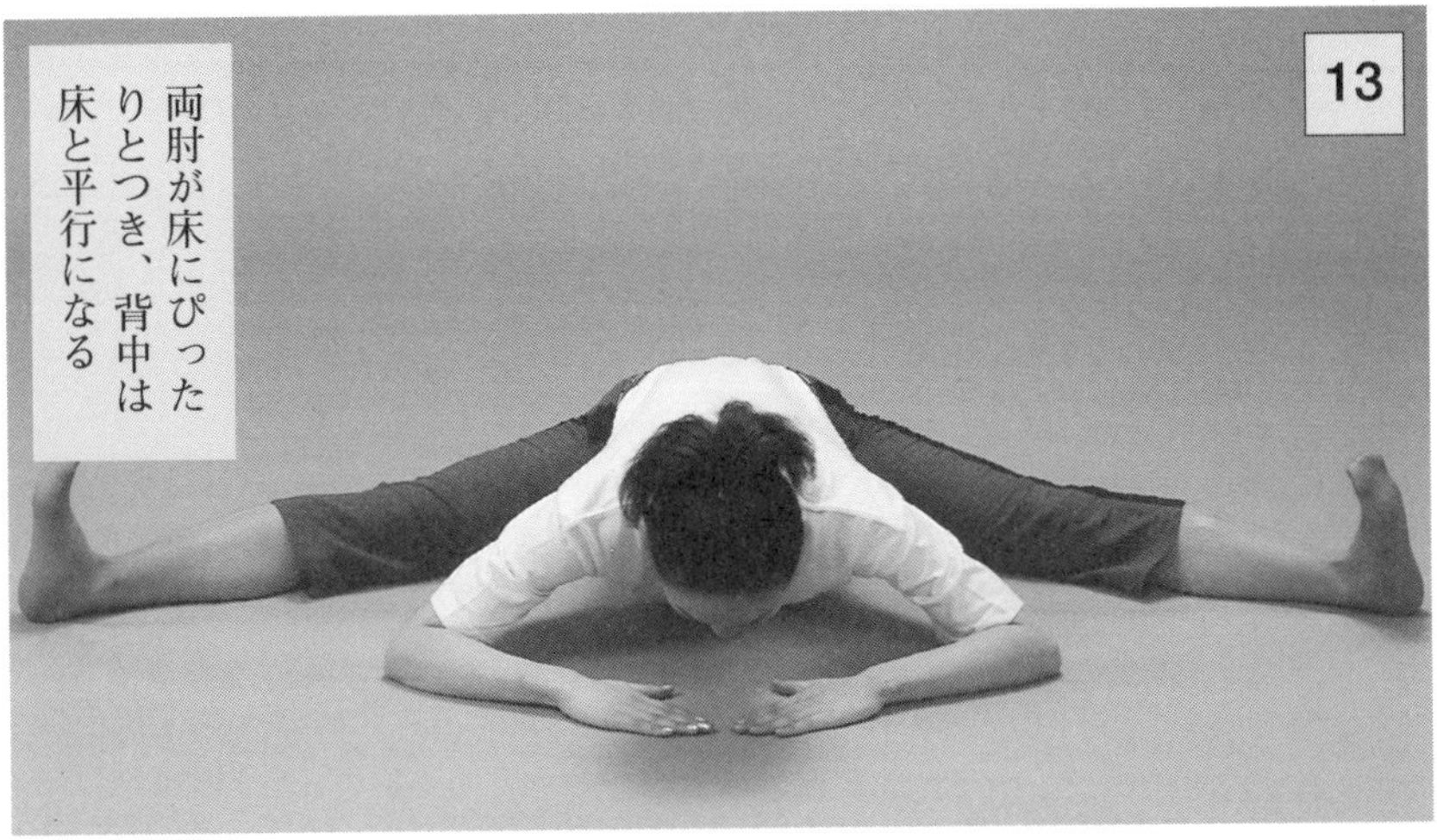
13
両肘が床にぴったりとつき、背中は床と平行になる

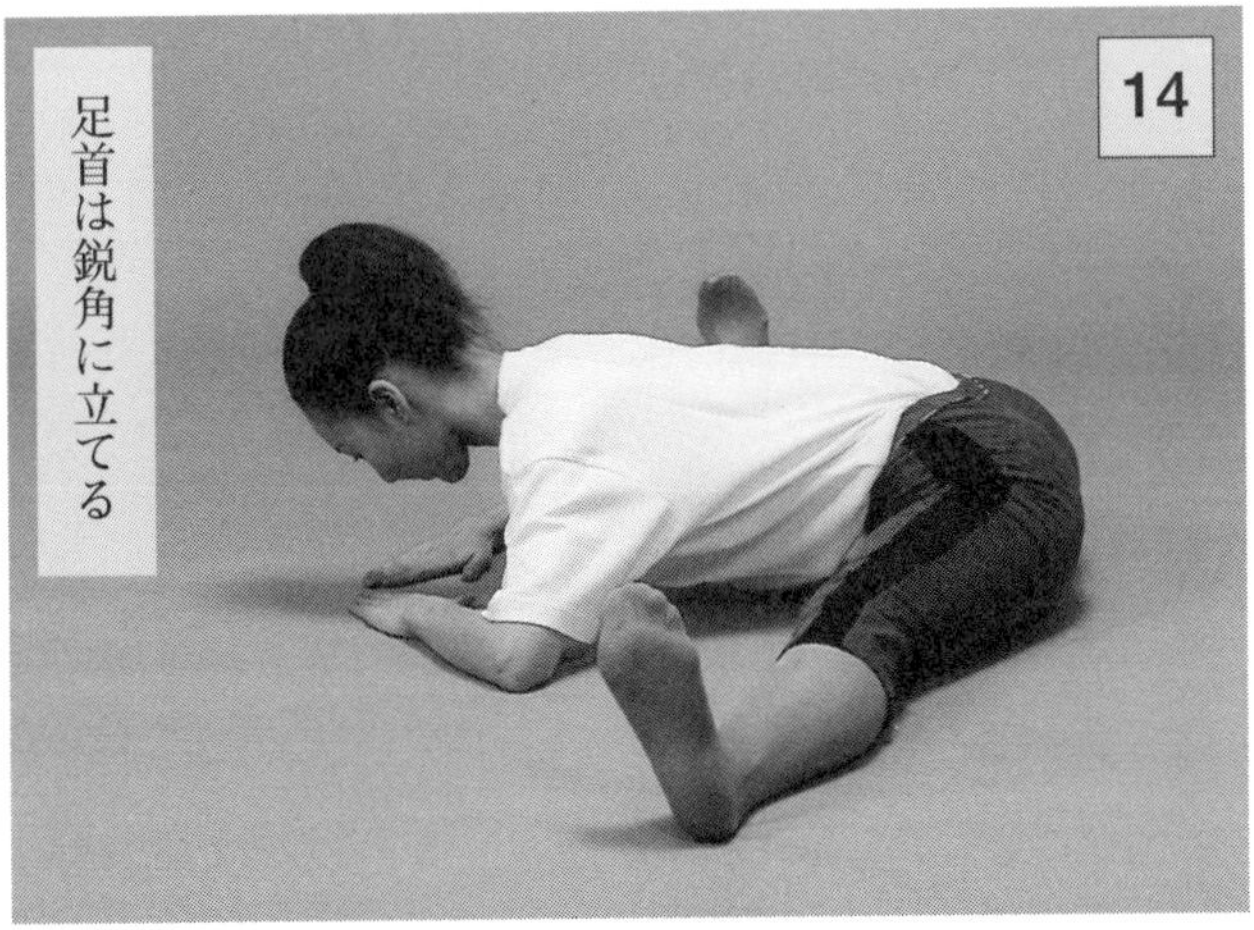
14
足首は鋭角に立てる

と平行になります（**写真13、14**）。足首が鋭角にピンと立ち、美しい姿勢ですね。真向法の初心者は、誰もがこの姿勢にあこがれるのですが、初心者でこの第三体操をきれいにできる人はほとんどいません。現代の生活では、脚の内側の筋はほとんど使わないので廃用性萎縮を起こしてしまっているからです。

しかし、初めは開脚九〇度くらいでもよいのです。「ひと呼吸、一動作」であせらずに実修していきましょう。案外上達の早いのがこの第三体操です。

4 第四体操

●まずは、割り座をマスターする

これまでは、前に屈曲する体操でしたが、第四体操は逆に後ろに反らす体操です。これによって仙腸関節・股関節を中心にした下体の筋群のすべてを刺激することになり、全体のバランスがとれます。

第四体操を実修するには、まず割り座という座り方をマスターする必要があります。割り座というのは、正座（**写真15、16**）した両足を尻の幅だけ開いて、そこへ尻を落として座るものです（**写真17、18**）。膝が

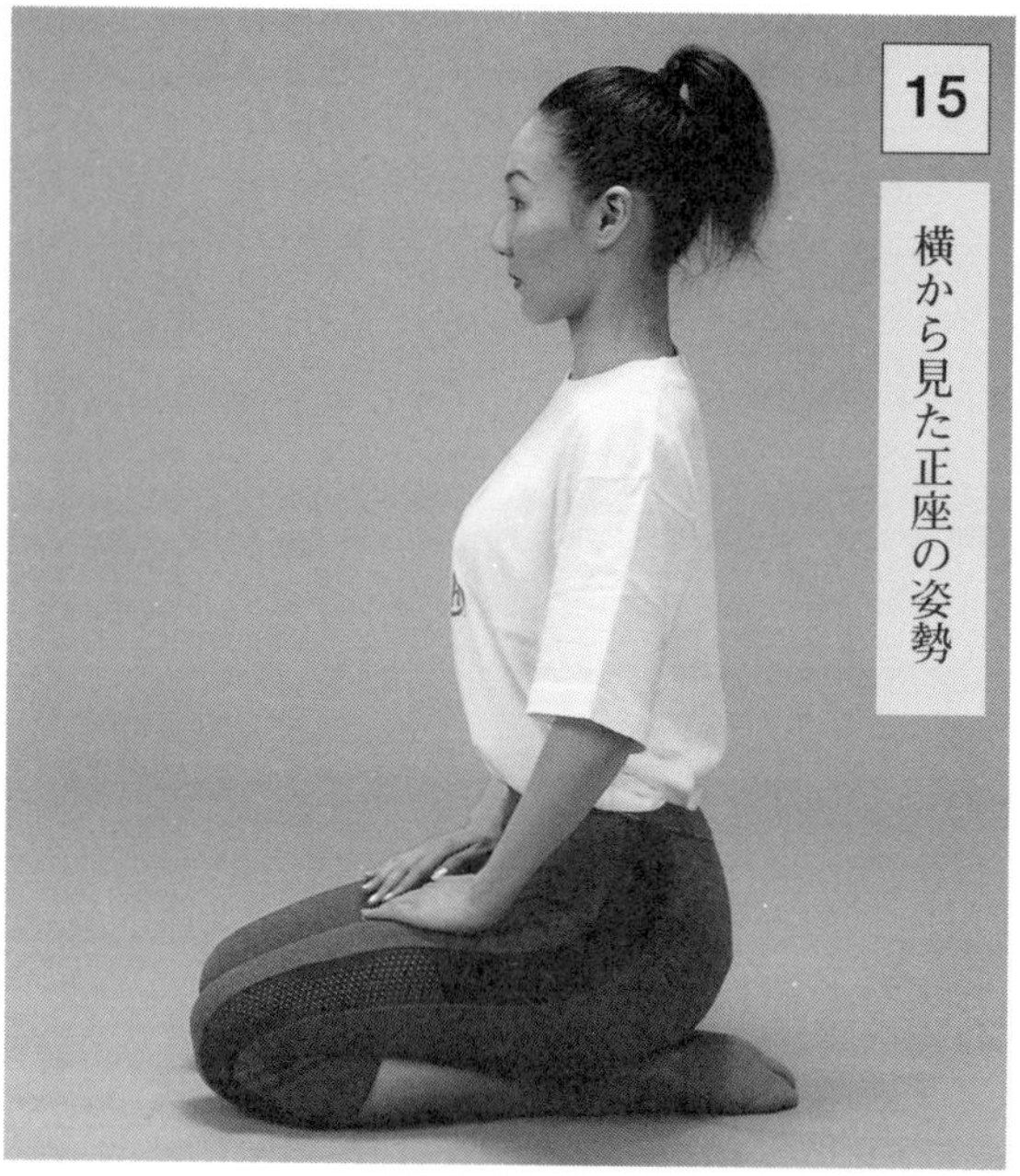

15

横から見た正座の姿勢

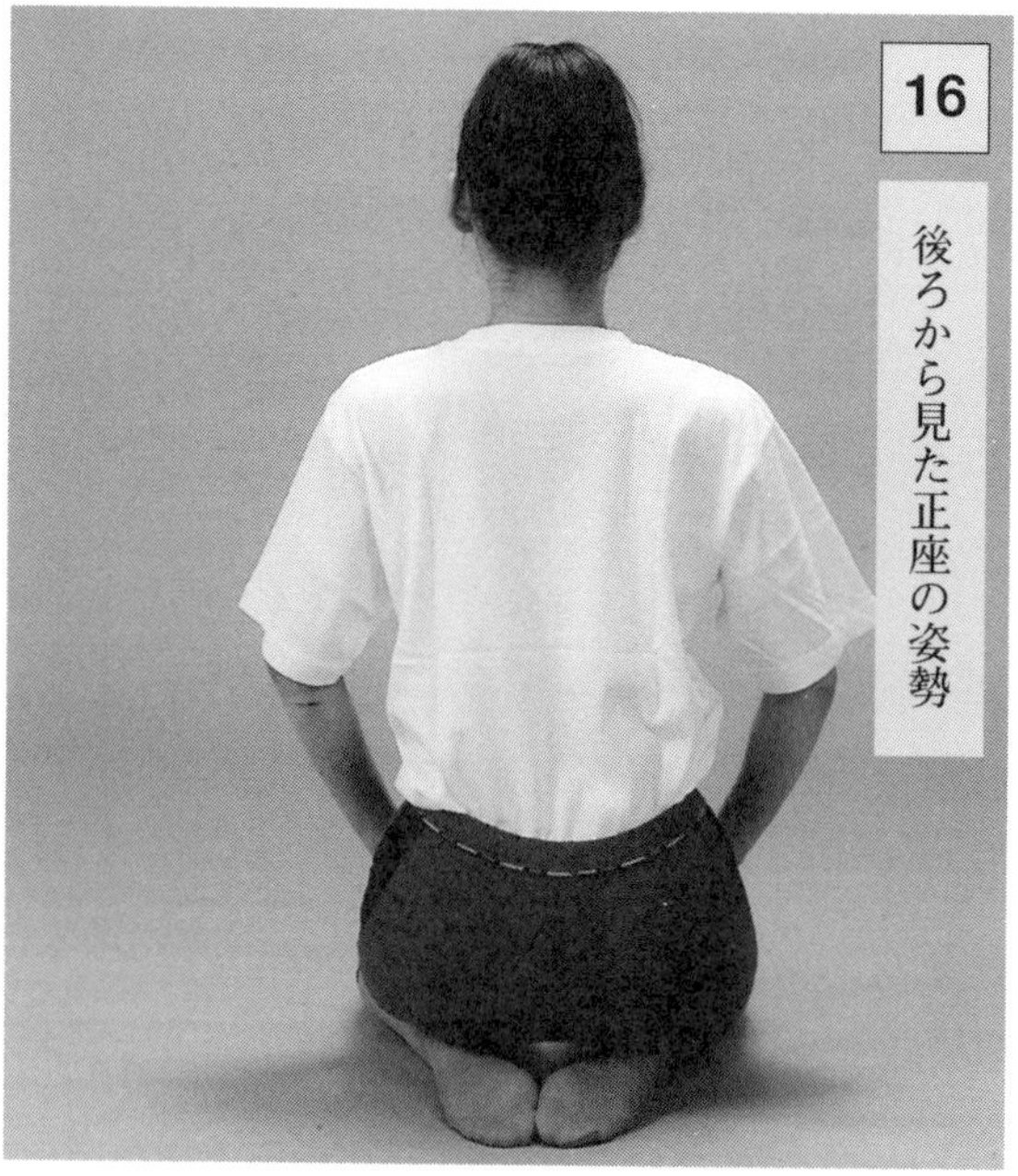

16

後ろから見た正座の姿勢

正座よりも完全に曲がります。
腰を伸ばし、背筋をピンと立てた正座は見ても美しいもので、膝や足首を老化させないすばらしい健康法でもあるのですが、残念ながら現在、正座は「死に体」ですね。

武道一般、茶道、日本舞踊、落語、講談をはじめ、古来からの芸事はすべて正座が基本です。正座ができなければさまになりません。正座は慣れれば実に気持ちのよいものです。腰痛持ちの人には、正座をおすすめします。腰を伸ばした正座が、腰に一番負担をかけないのです。やってみればよく分かります。

それはともかく、正座の習慣がない人が、割り座を

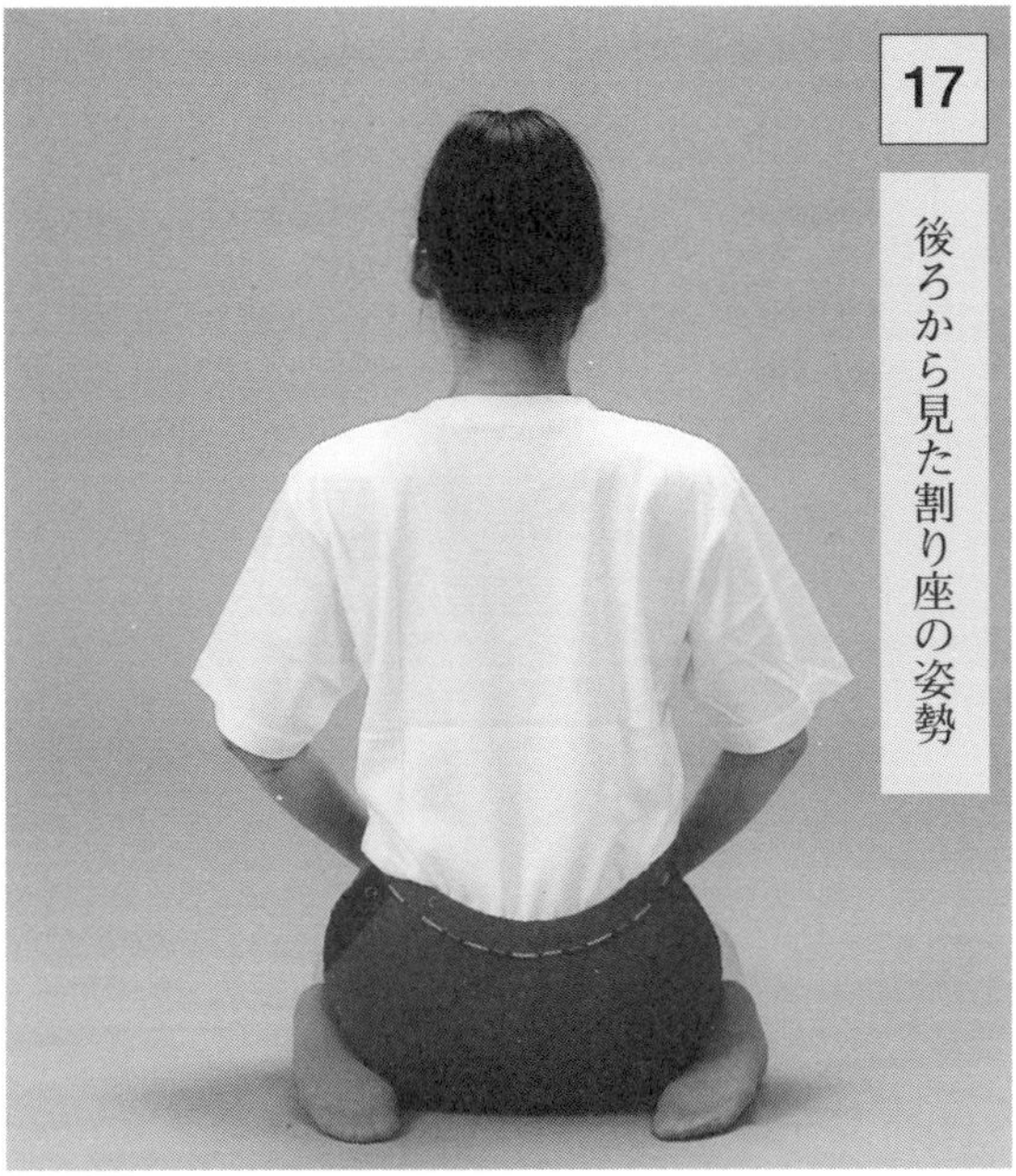
17 後ろから見た割り座の姿勢

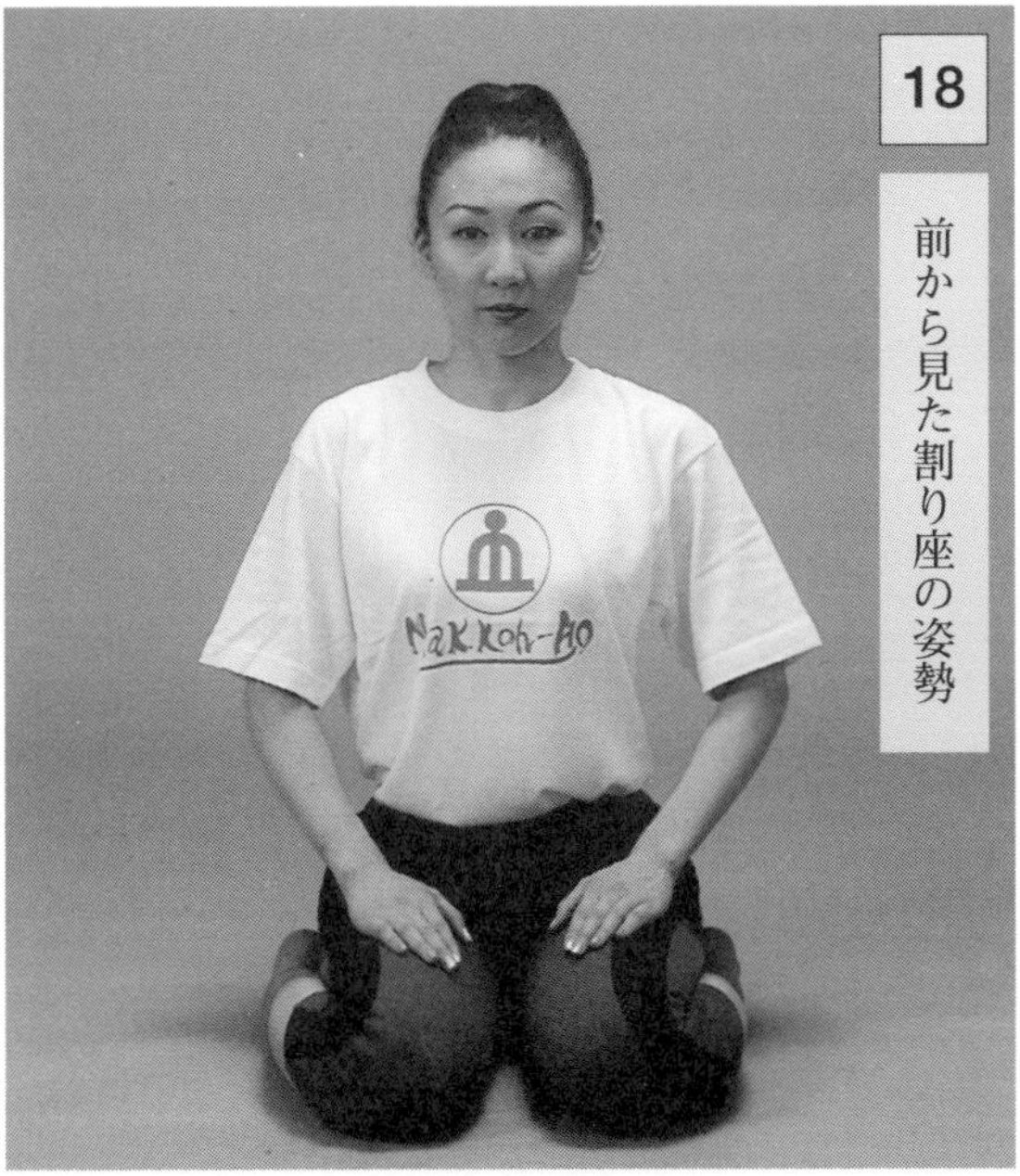
18 前から見た割り座の姿勢

マスターするには一カ月くらいかかるかもしれません。練習のやり方については、104ページで詳述します。

●手をつきながら後ろに静かに倒し、一分間の腹式呼吸

割り座ができるようになったら、後ろに手をついて、息を吐きながら上体を静かに後方に倒します（**写真19**）。肘《ひじ》をついて上体をさらに倒し（**写真20**）、最後には床（畳）の上に、背中や頭をつけて完全に倒れます。両腕は、肘を曲げずに両耳につけるようにし、万歳《ばんざい》の格好で真っすぐに息を吸いながら伸ばします（**写真21**）。倒れたまま一分間くらい、全身の力を抜いて腹式呼吸を行ないます。これが理想形（完成形）です。

目を閉じ、深い静かな腹式呼吸をすると、いわゆる無念無想の世界に入った心地がします。また、腕を万歳のかたちで真っすぐ伸ばすことは、肘や肩の手入れをしていることであり、なかなか気持ちのよいものです。ふだん伸ばすことのない腹の筋も伸びるので、実に清々とした気分になります。

第四体操は反復動作をしません。折った両膝を浮かし、脚を片方ずつ静かに伸ばして終わります。

真向法の第一、第二、第三体操は、それぞれ屈伸回数一〇回でその所要時間は各二〇秒程度です。合計して一分前後になります。できればこれを二ラウンド繰り返します。一つの体操を二〇回ずつやるより、一〇回ずつを二回繰り返すほうが効果的です。三回ならなお効果的です。最後に第四体操を一分間、腹式呼吸で静かに行ないます。以上四つの体操の所要時間は三分間前後、せいぜい五分にすぎません。いくら忙しいとはいえ、朝夕、五分間の余裕のない人はいないでしょう。いざ、やらんかな。

以上、真向法体操の理想形（完成形）について述べてきました。ぜひやってみたいとお思いになられた方が多いと思いますが、理想形に至るには、簡単ではないとも申し上げてきました。以下の章では、初心者が中途であきらめることなく、美しい真向法を身につけるための工夫の数々を紹介していきましょう。

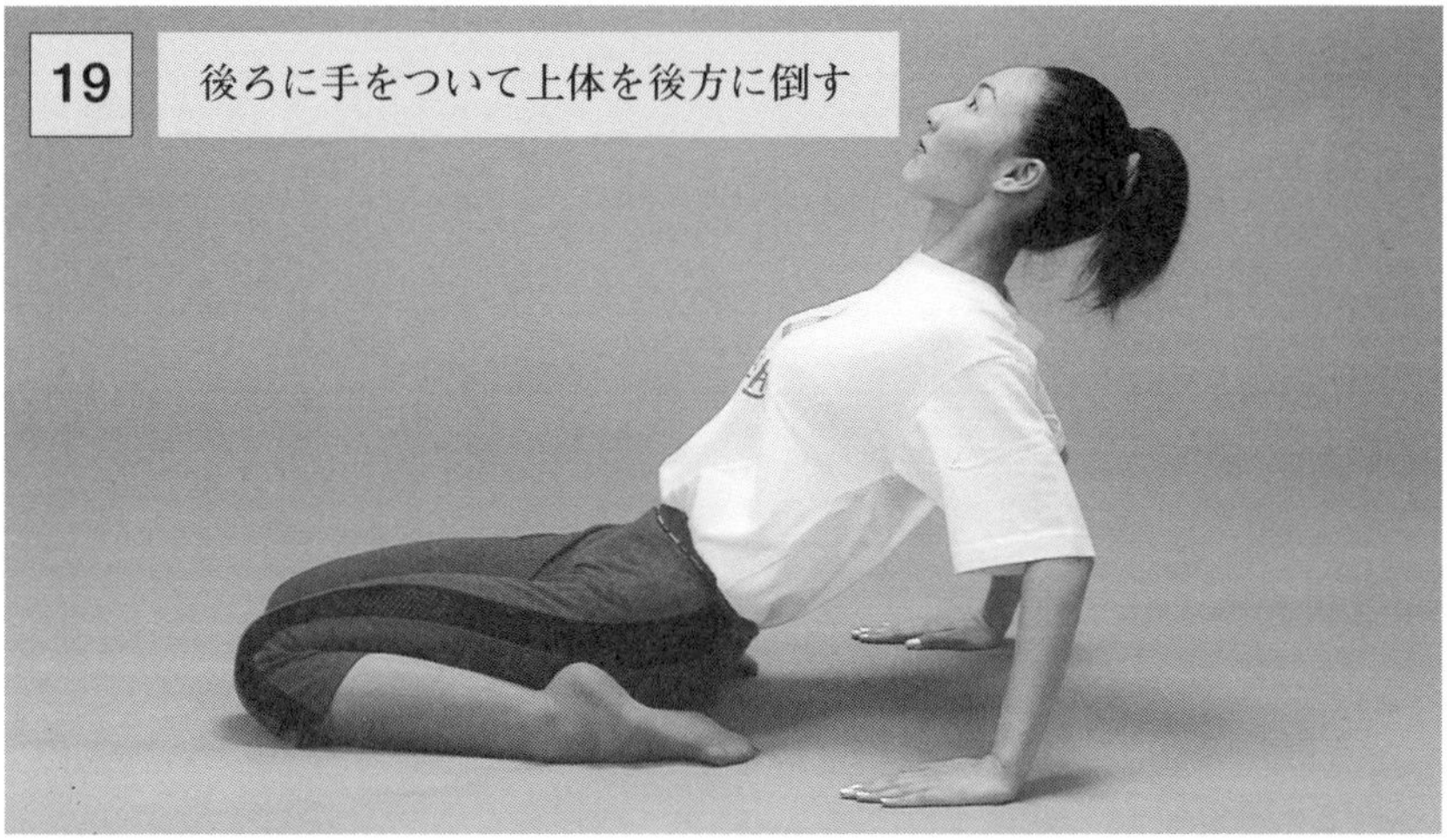

19 後ろに手をついて上体を後方に倒す

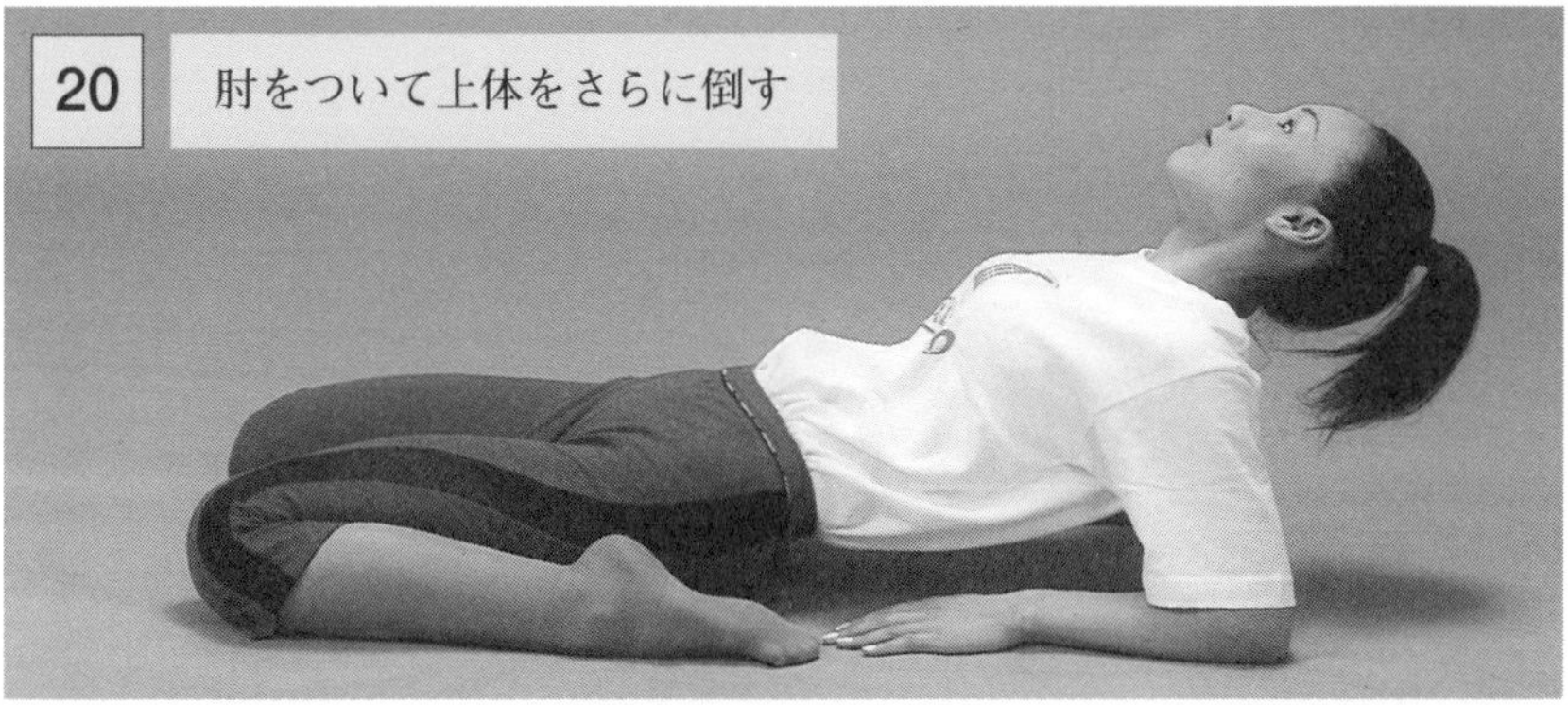

20 肘をついて上体をさらに倒す

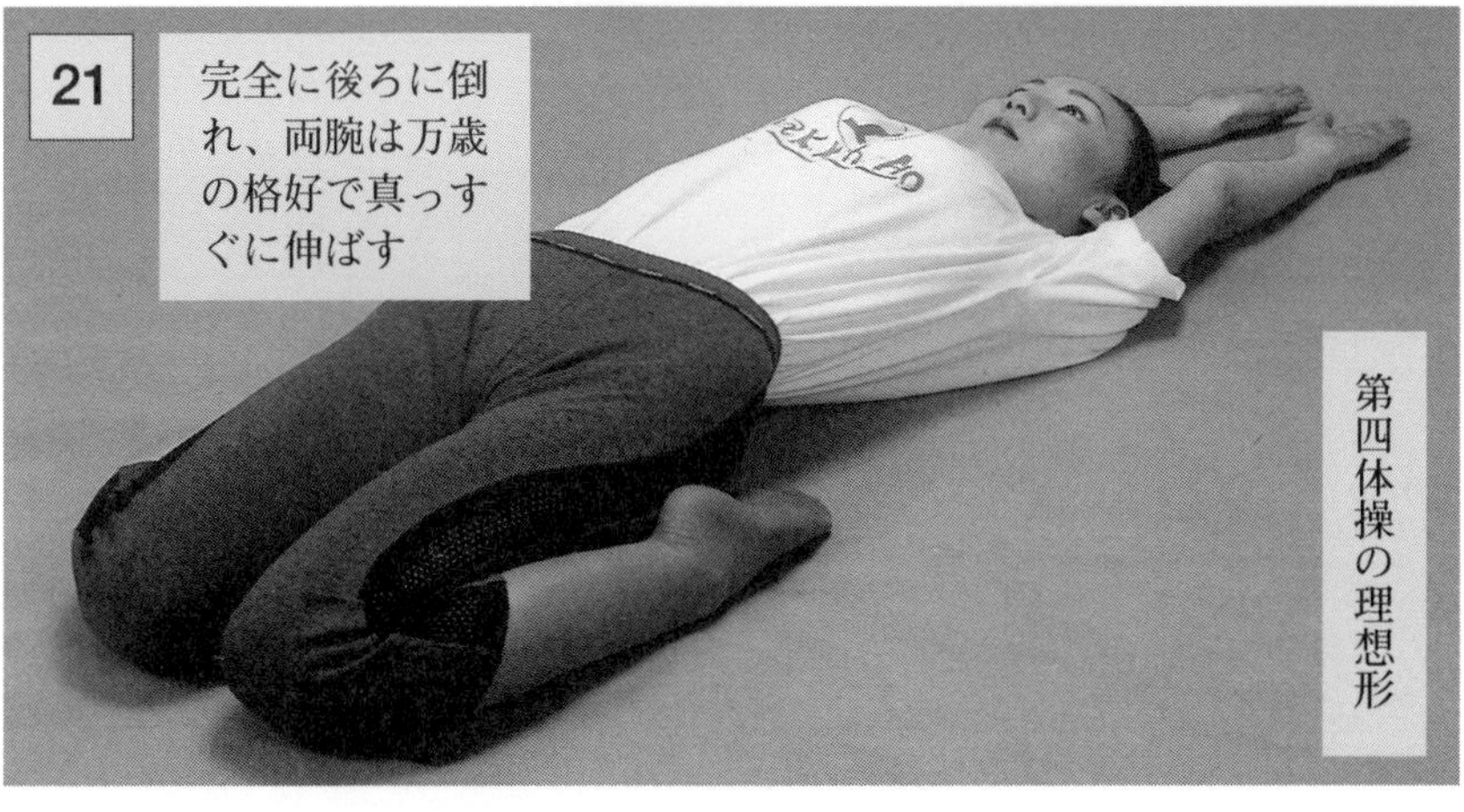

21 完全に後ろに倒れ、両腕は万歳の格好で真っすぐに伸ばす

第四体操の理想形

○肩の関節を伸ばす体操

背中の丸い人、姿勢の悪い人は、真向法体操と併せて、肩の関節を伸ばす体操を行なうとよい。上半身の伸展や胸部を広げるのに有効で、疲労回復にも効果的です。

また、**肩がこる**というのも、胸元の筋（大胸筋）が萎縮し、肩甲骨や鎖骨が前側に引き寄せられて胸郭を狭くしていることが原因であることが多いのです。

図のように壁か柱の角に立ち、まず右腕の肘を固定します。次に、左脚は半歩前に出し、右脚は半歩後ろに引きます。左膝を曲げながら、おなかを前方に突き出すようにして、上半身の特に右側の筋群を伸展させます。

これを左右の体勢を入れ替えて同じように行ないます。このばあい、真向法と同様、伸ばすときは必ず息を吐きながら気持ちよく行なうようにします。五回ずつ繰り返します。

次に、両手を万歳にして鴨居などに当て、息を吐きながら上半身を伸展させます。これも左右、脚を入れ替えて五回ずつ行ないます。

肩の関節を伸ばす（1）

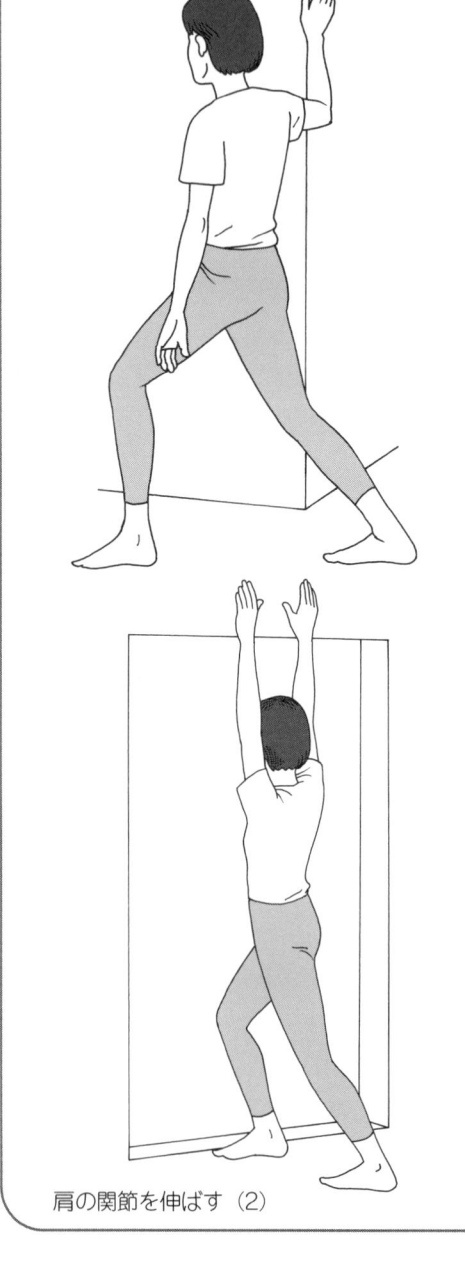

肩の関節を伸ばす（2）

第2章　真向法体操の実修

1　第一体操——五合目へたどりつくまでの実修法

(1)　初心者の実修法

写真1（正面から見た姿）、**写真2**（横から見た姿）は、初心者の典型的な座り方です。膝が浮き（立つといったほうが実情に近い）、足の裏が開かず、腰が湾曲し、背が丸まり、顎《あご》が出ます。そして、上体を前傾しようとしても、いたるところが突っ張って痛く、どうにもなりません。

このような方は、これまで身体の手入れを全くおろそかにしてきたということです。自分の身体の硬さに愕然とされたことでしょう。しかし、そのことに気がついたわけですから、むしろ前途に光明ありきです。気がつかなければ棺《ひつぎ》に入るまで、硬いままです。

ところで、あなたは腰が湾曲し、背が丸くなっていませんか。そのような人は、日ごろ前かがみになって仕事をし、胸を張って歩くことをしない人です。片方の膝が他方より浮く人は、日ごろ横座りをする人か、椅子にかけたとき、脚を組んだり、外側へ投げ出す癖のある人です。これは、股関節の左右のバランスが崩れていることを表わしています。

しかし、悲観するにはおよびません。一朝一夕にと

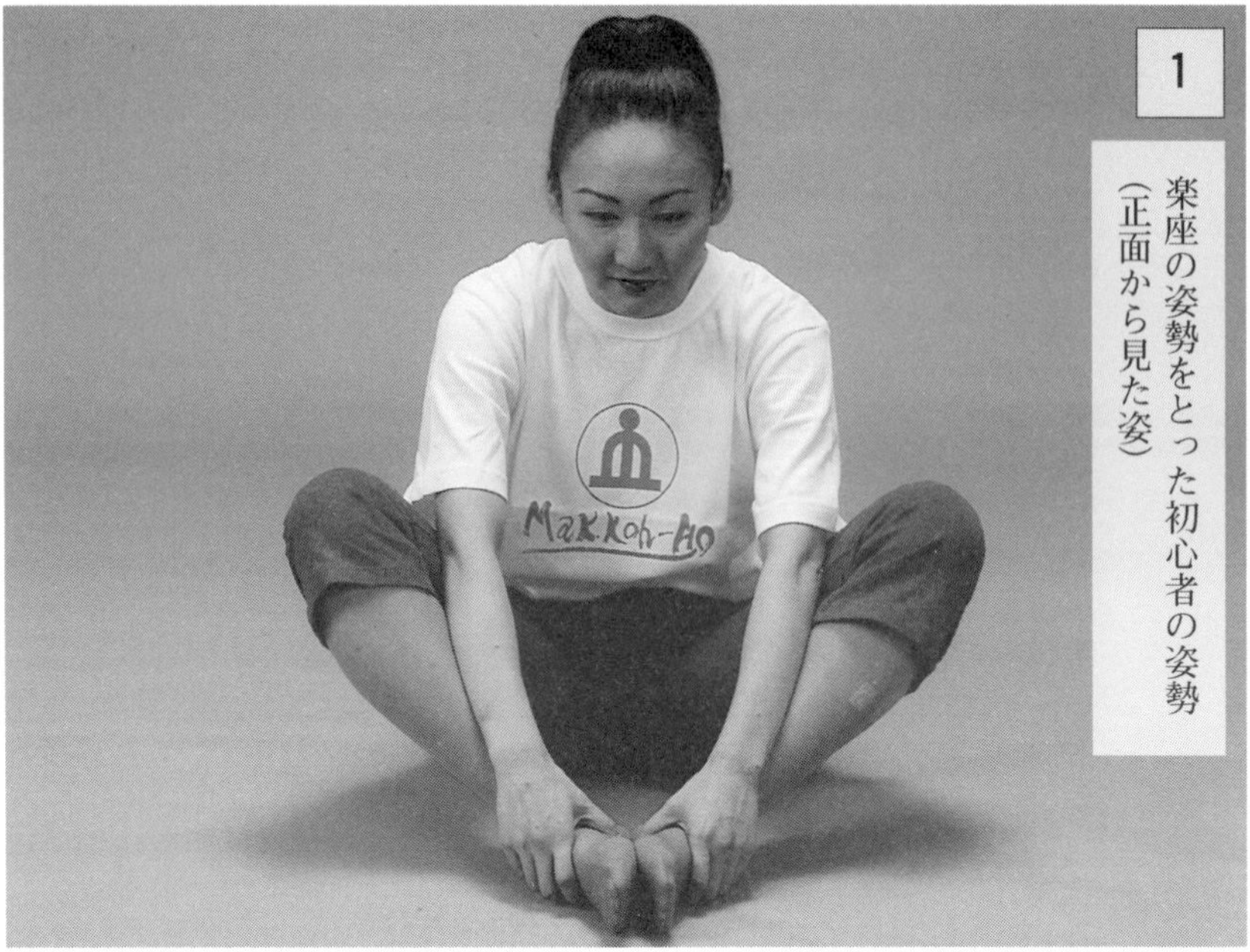

1

楽座の姿勢をとった初心者の姿勢
（正面から見た姿）

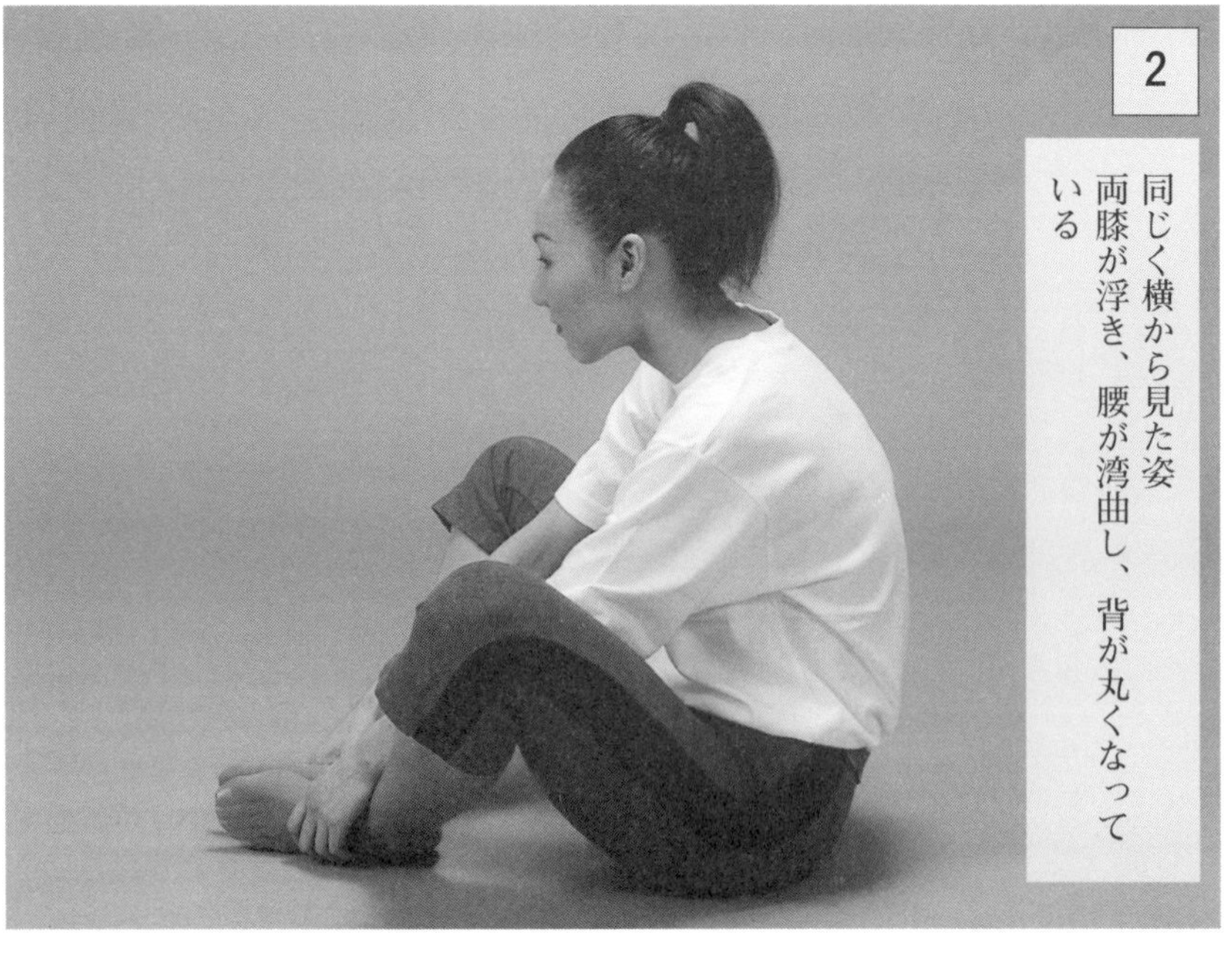

2

同じく横から見た姿
両膝が浮き、腰が湾曲し、背が丸くなっている

いうわけにはいきませんが、真向法を続けていけば正しい楽座ができるようになります。その期間は一年、二年、三年……五年、これまで放っておいた期間によって異なります。「三年も五年もやらなければならないのか」とがっかりなさらないでください。朝夕、三分から五分の真向法体操で柔軟な身体を取り戻し、心身ともに蘇えることができるのですから。

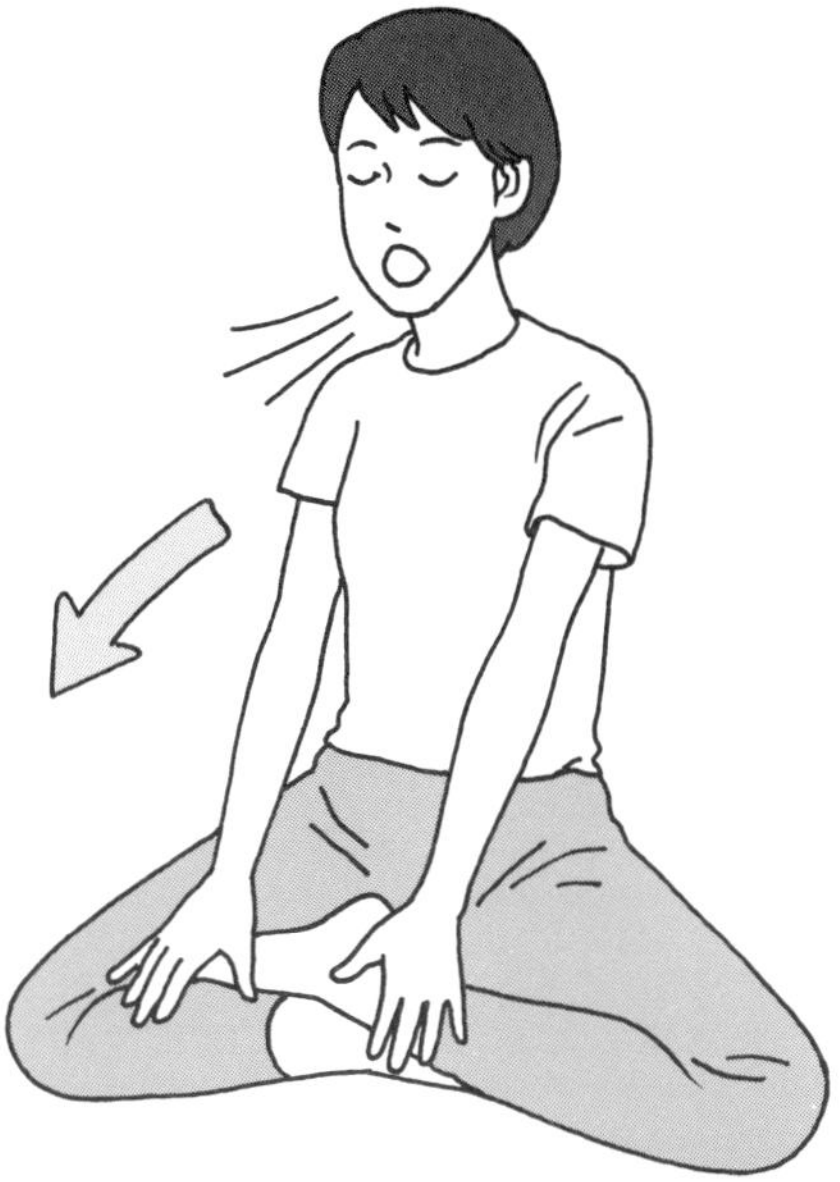

図1　胡坐のままで息を吐きながら上体を前屈させる

●胡坐《あぐら》のままで前屈させる

毎日、楽座の姿勢をとりながら、痛ければ無理をしない。それが真向法の原則です。そして、**図1**のように胡坐のままで息をゆっくりと吐きながら上体を前屈させるという動作をしてください。吐ききったらやや早めにもとに戻ります。胡坐の組み方は左右変えるようにします。

このとき、腰はできるだけ起こして伸ばすようにします。胡坐を組みかえるごとに一〇回、計二〇回行ないます。

●片膝を曲げ、足の裏を上向けに

さらに、**図2**のように、片方の脚の膝を曲げ、他方の伸ばした脚の大腿《だいたい》（太もも）の上に載せ、足の裏を上向けにします。片手は、折り曲げた膝を押さえ下へ押すようにし、他方の手は、足裏が上向けになるようにします。この体操によって股関節を柔らかくします。足を組みかえるごとに一〇回、計二〇回行ないます。

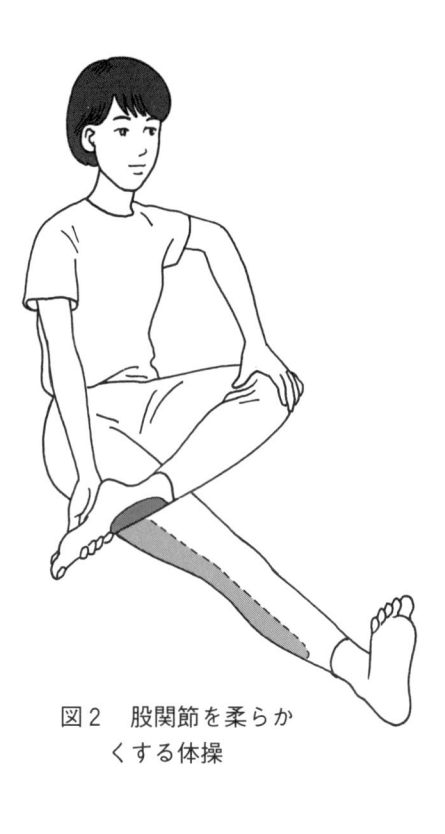

図2　股関節を柔らかくする体操

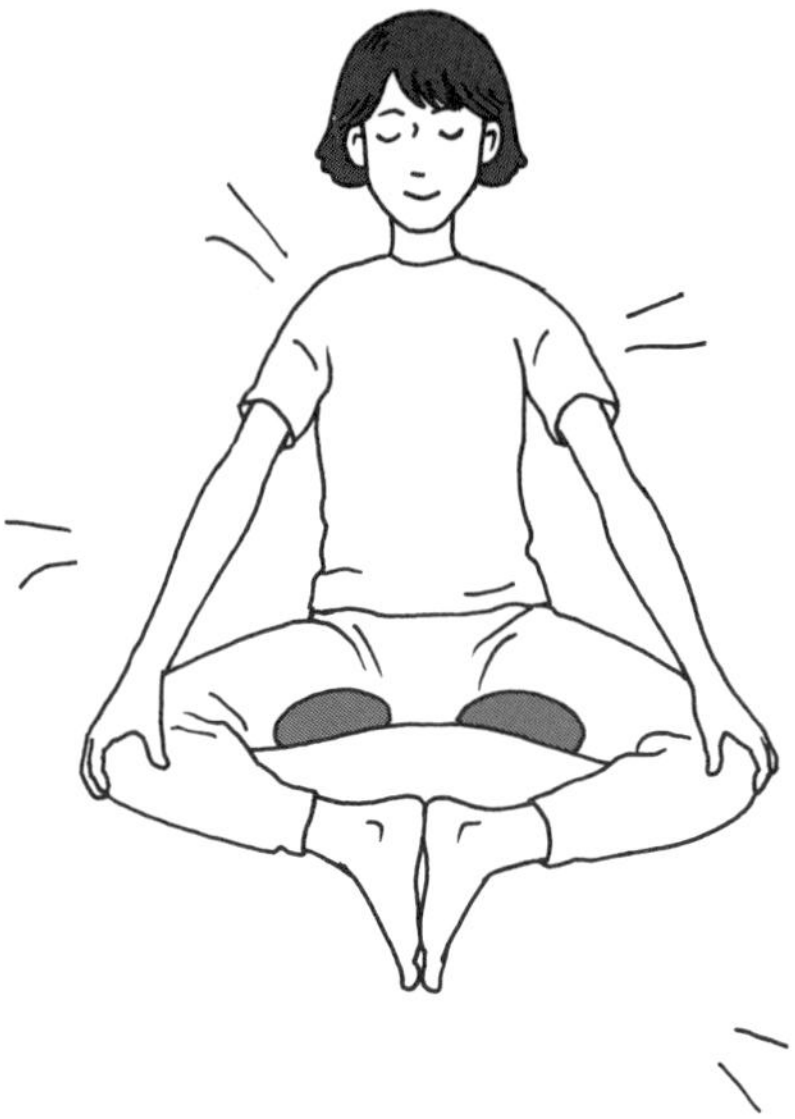

図3　掛布団を掛けてやる体操

●仰向けのまま両足の裏を合わせ、引き寄せる

図3は、寝る前、布団やベッドの上で行なうものです。仰向けのまま両足の裏を合わせ、股間のほうへ引き寄せます。この動作も最初は膝が浮きますが、股関節が柔らかくなるにつれてだんだんと沈んで（よく開くようになって）きます。

この方法は、むしろ掛布団を掛けてやってください。膝の上に掛かった布団のわずかな重みが開いた膝を押すかたちになり、膝の浮きが是正されます。これも、できれば一分から三分間ほど続けます。

楽座の姿勢をとりながら、以上のような補助動作をしていけば、いつの間にか楽座の姿勢ができるようになります。

(2) 三合目に至った人の実修法

写真3（正面から見た姿）、**写真4**（横から見た姿）は、真向法体操を実修してほぼ三合目に至った人の第一体操の姿勢です。初心者でも若い人、日ごろ多少身体の手入れをしている人はこのような姿勢を示します。

まだ理想形からはほど遠いですが、腰が立っていますし、着実に82ページの**写真1**、**2**よりさまになっていることがお分かりいただけると思います。しかし、

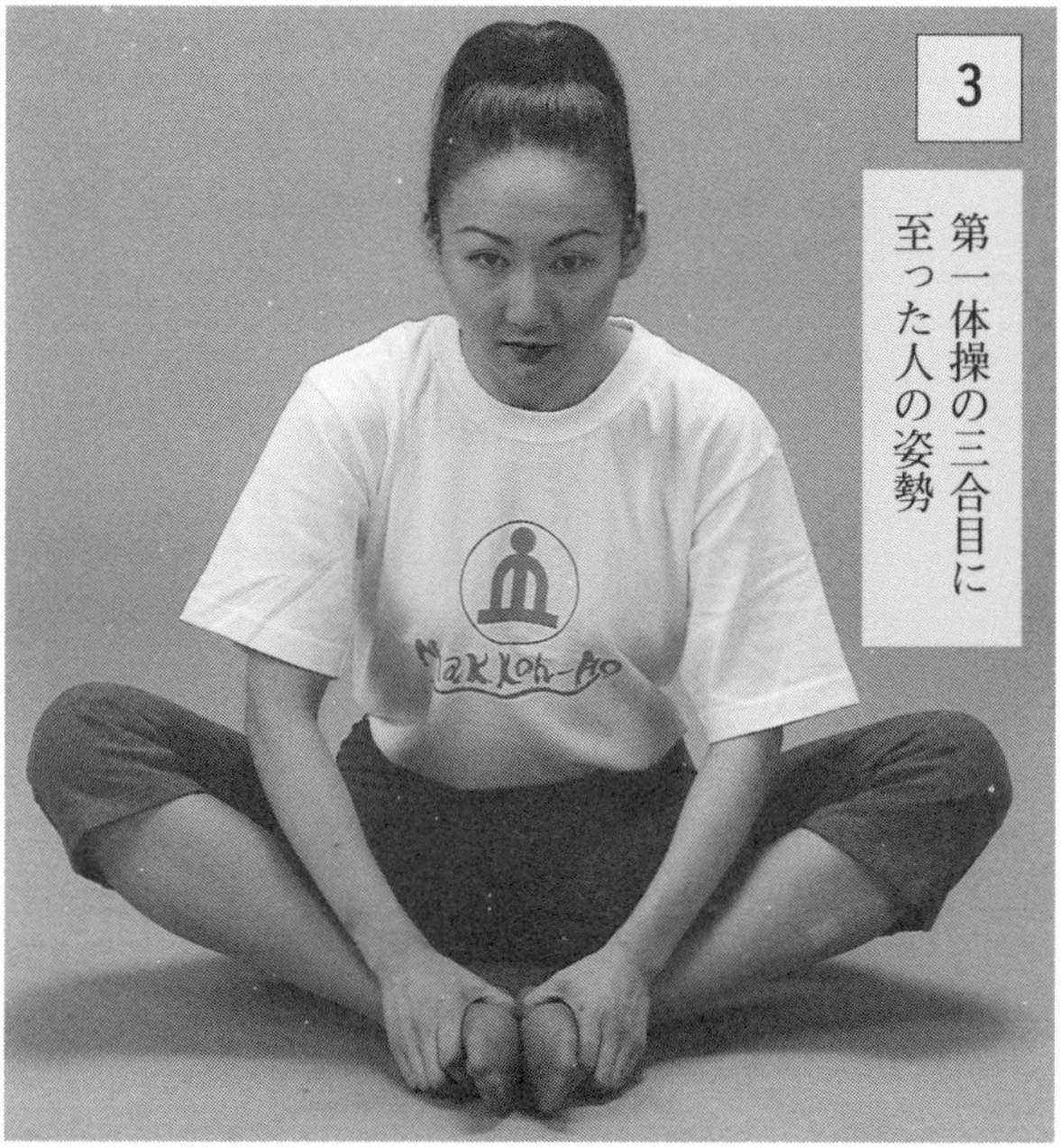

3
第一体操の三合目に至った人の姿勢

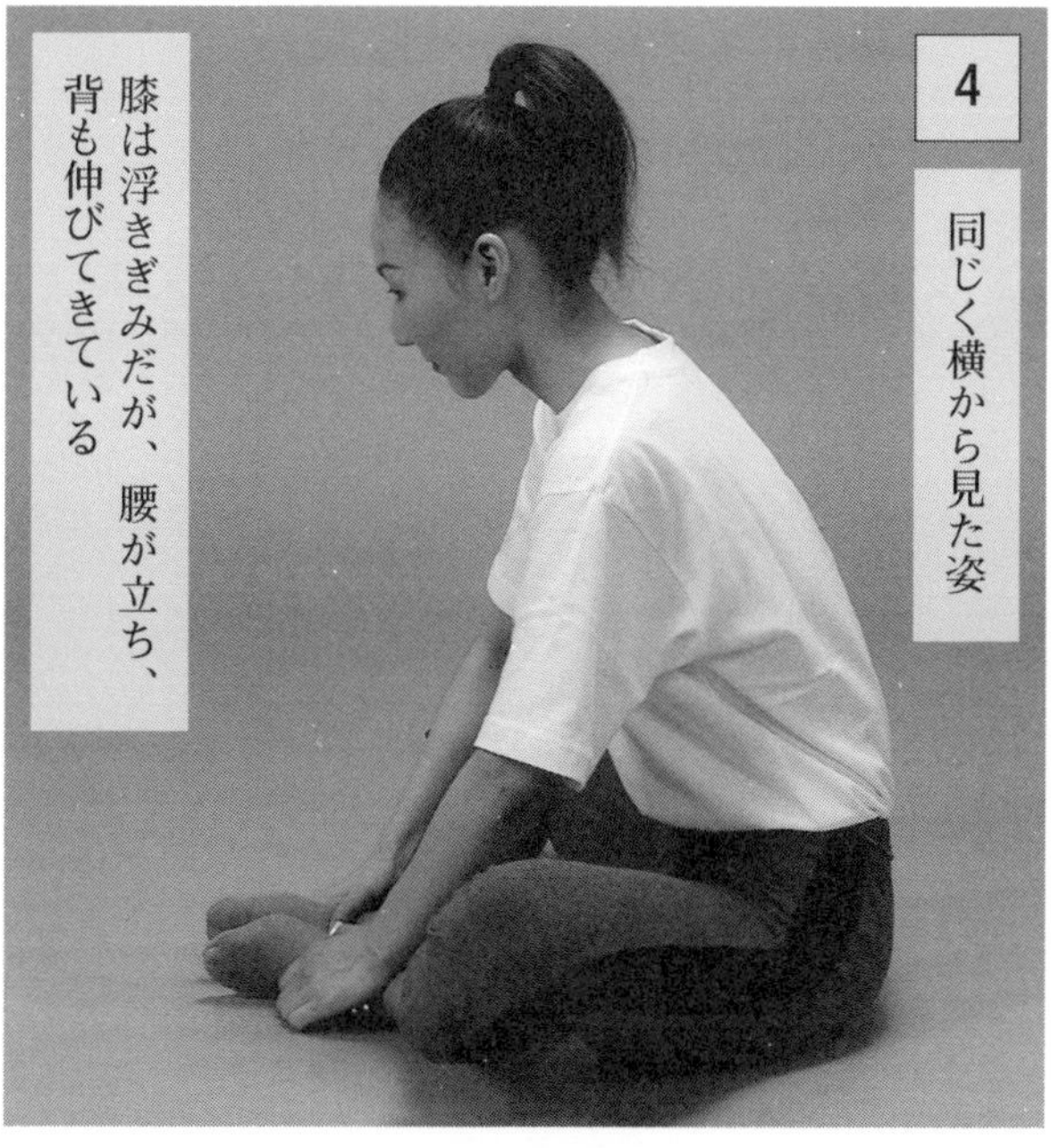

4
同じく横から見た姿

膝は浮きぎみだが、腰が立ち、背も伸びてきている

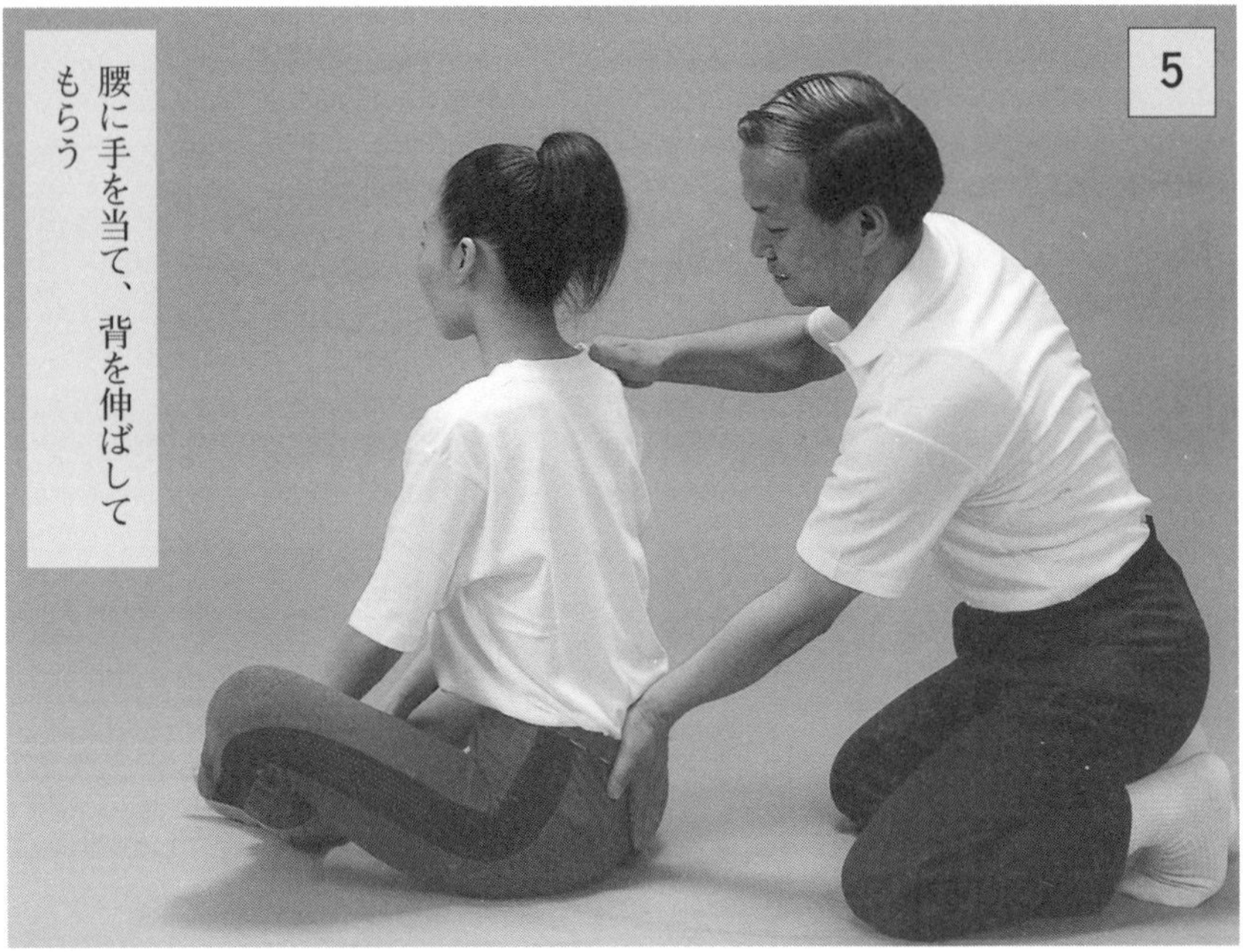

腰に手を当て、背を伸ばしてもらう

実修している本人は、三カ月たっても五カ月たってもちっとも進歩しないというあせりの気持ちを持ちます。実際、挫折するのは、始めてから半年以内というのが多いのです。このときは、

上達や完成をあせらない――少しずつ少しずつ、下手でも毎日続けることが大切

という真向法の教えを思い出し、毎日続けることに意を置きましょう。身体の内部では、少しずつ進歩しているのです。目に見えてこないだけです。

●第一体操の補助による体操

毎日続けることが大切ですが、ここで、

手助けしてくれる人がいると上達が早い――夫婦でやる、家族でやる、職場のみんなでやる

という真向法の教えを思い出すこともより効果を高める方法です。連れ合いや家族に補助してもらって体操をするのです。

写真5は腰を立てることを補助してもらう体操、**写真6**は浮いた膝を沈めることを補助してもらう体操で

す。三合目あたりへきた人が次のステップへ至るためには有効な補助体操です。近くに真向法協会（支部）があれば、そこへ行くとこの補助体操が受けられます。しかし、あなたの身近な人にやってもらうのが一番です。連れ合いなら申し分ありません。

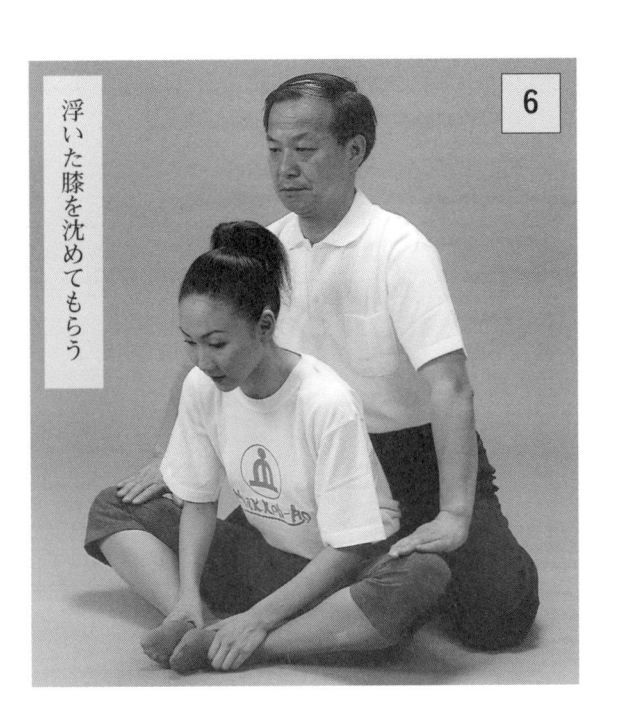

6
浮いた膝を沈めてもらう

（3）五合目に至った人の実修法

写真7（正面から見た姿）、**写真8**（横から見た姿）は、真向法体操を実修してほぼ五合目に至った人の第一体操の姿勢です。前傾姿勢は十分ではありませんが、膝はかなり沈んできました。足の裏も大分見えるようになりました。

五合目までできますと、真向法体操をすることがある程度楽しくなってきます。もう、挫折することもあまりなくなります。しかし、理想形からみれば文字通り五合目ですから、前途遼遠《りょうえん》の感があってマンネリに陥りやすいのがこの時期です。

そこで、家にいるときは椅子に座らずに、床（畳）に楽座で座るようにすると、リズムが保てます。たとえばテレビを観るときも楽座をして観るのです（**写真9**）。背をピンと伸ばした楽座は気持ちがよく、暮らしに真向法が住み着いたような気分になります。そして、いつしか七合目に至り、やがて八合目に至ります。**写真10**が八合目に至った人の前傾の姿勢です。

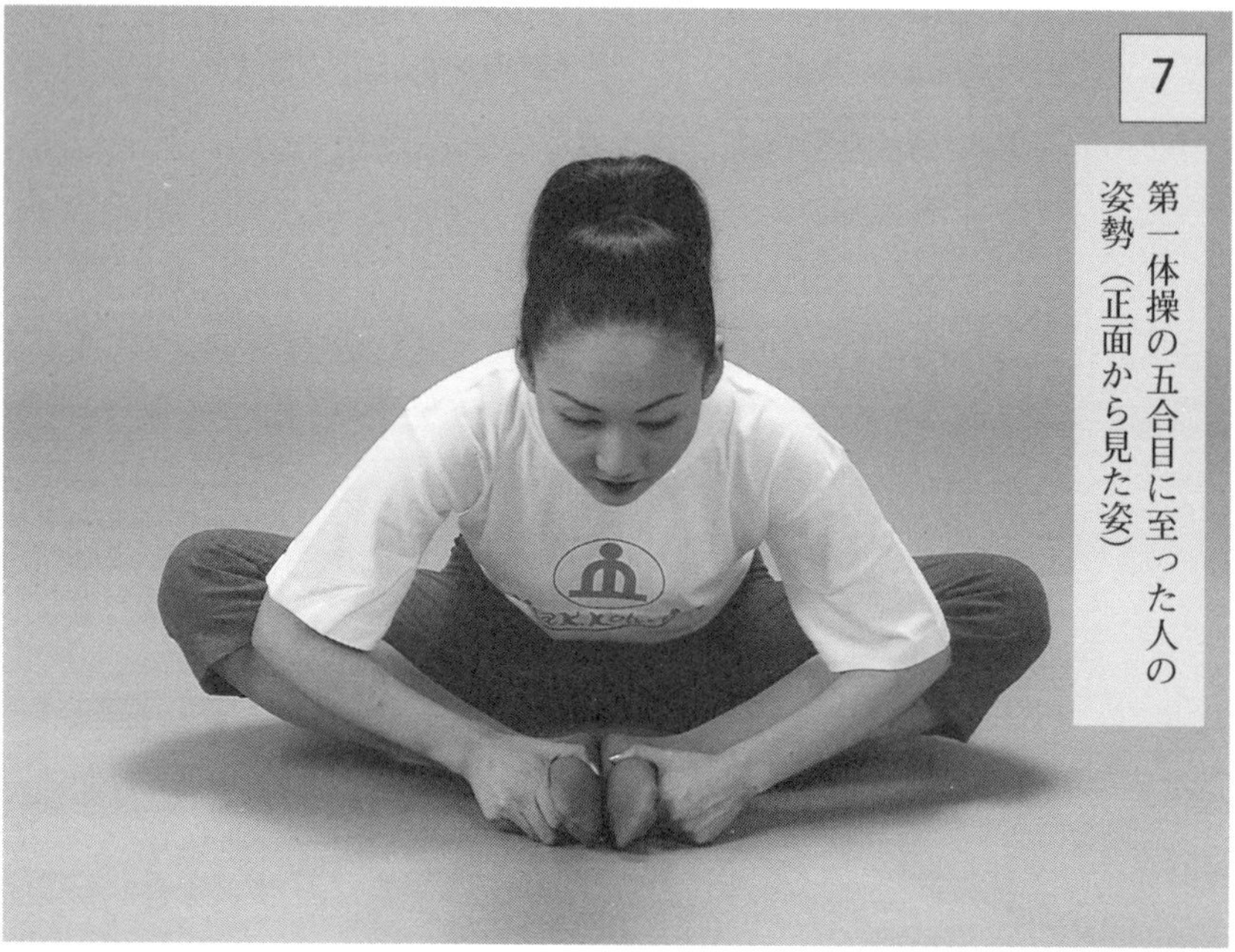

7

第一体操の五合目に至った人の姿勢（正面から見た姿）

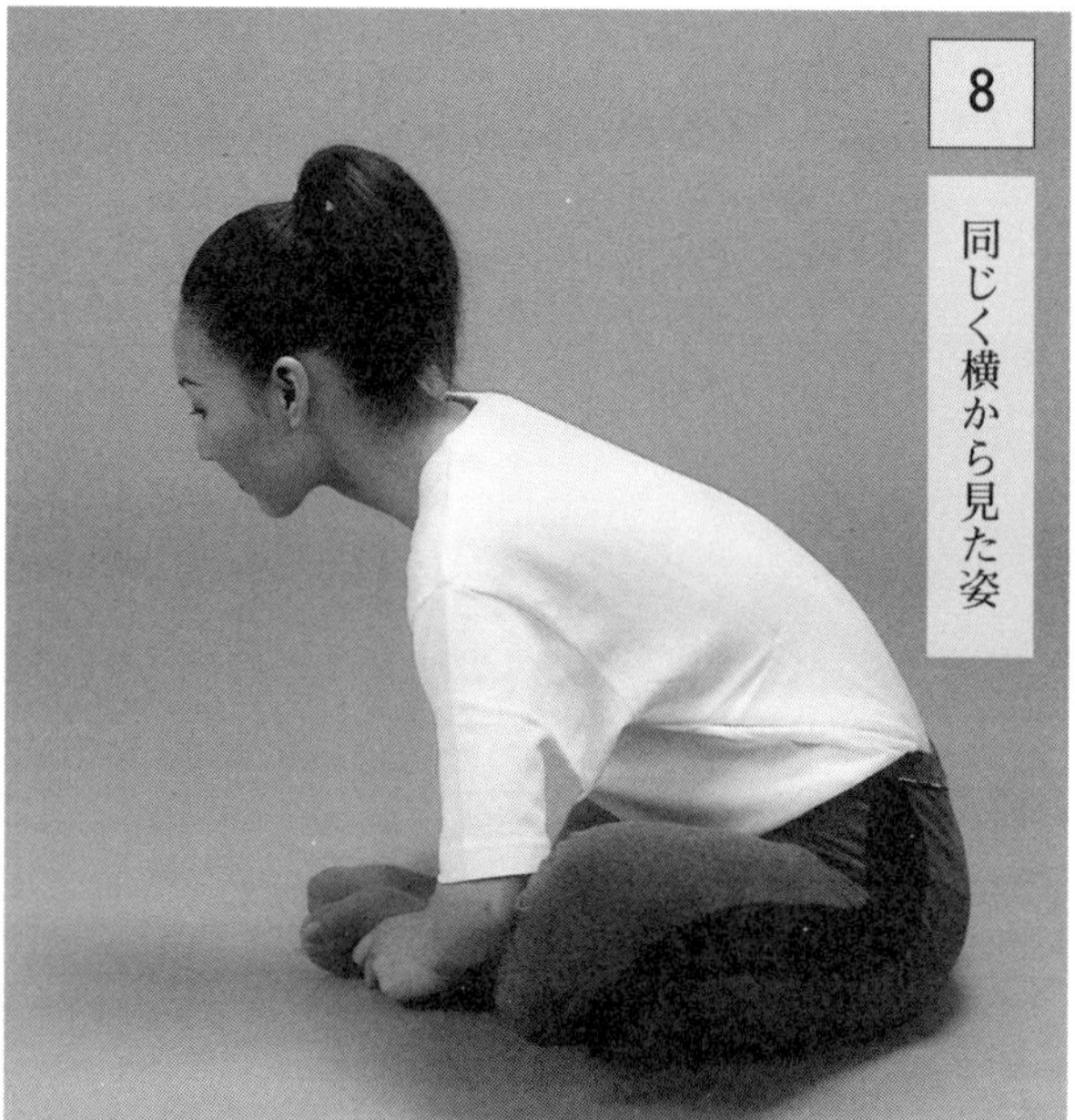

8

同じく横から見た姿

そのようなある日、まだ遼遠だと思っていた理想形が、突然できるようになります。楽座をすると、すうッと膝が床（畳）につき、足裏がきれいに裏返り、前傾すると自然に臍《へそ》が踵《かかと》につき、あれッと思います。

禅宗では只管打坐《しかんたざ》（ただひたすら座禅すること）す

るうち、突然見性《けんしょう》に達する（悟りを開く）ということをいいますが、体験としてはそれに近いことが往々にして起こります。

それが一年目であるか、二年目であるか、三年目であるか、人それぞれなのですが、必ず誰もが理想形に達します。悟りは凡人には遠い世界ですが、真向法の理想形は人を選びません。継続してやるかやらないかです。

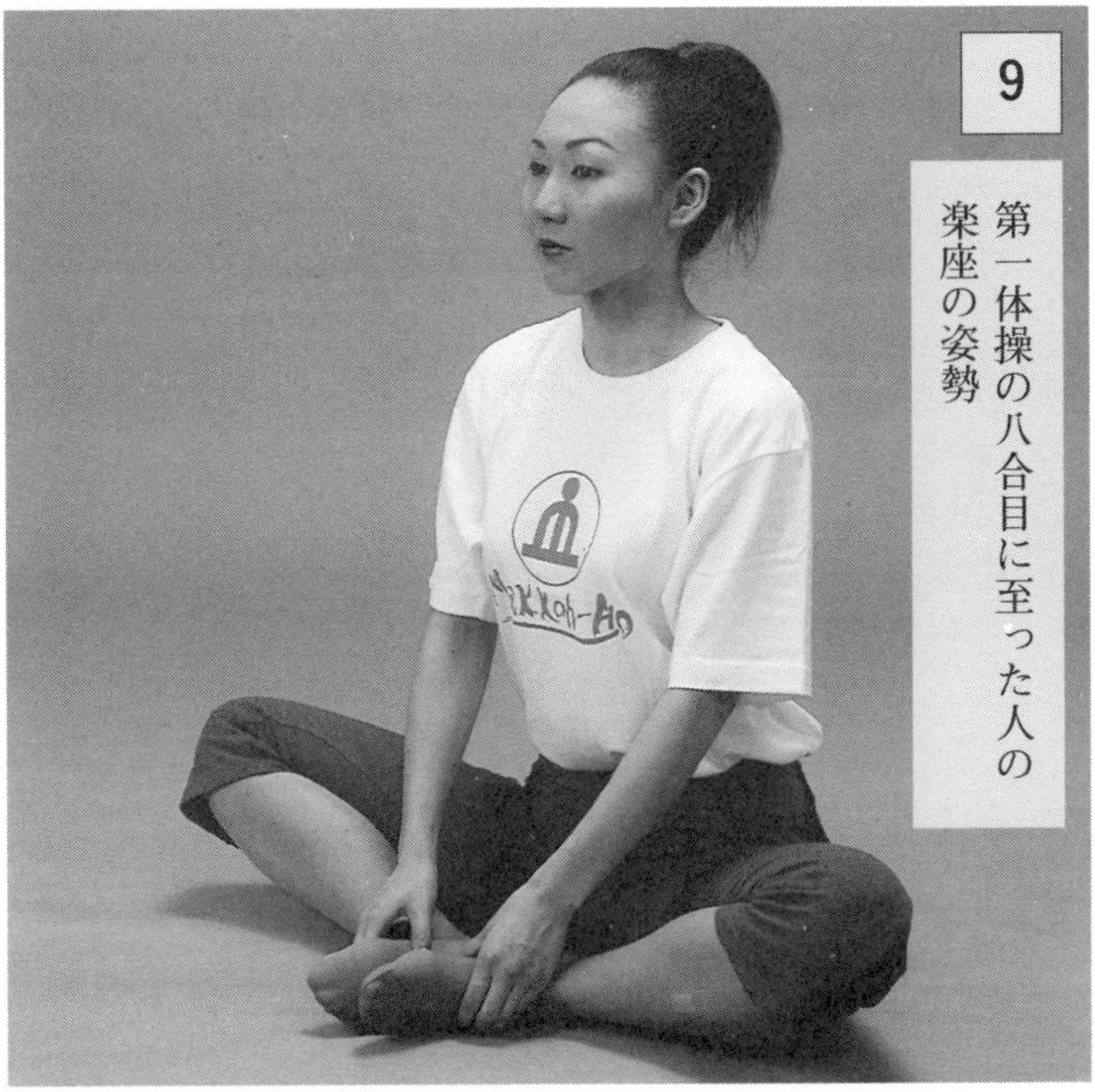

9 第一体操の八合目に至った人の楽座の姿勢

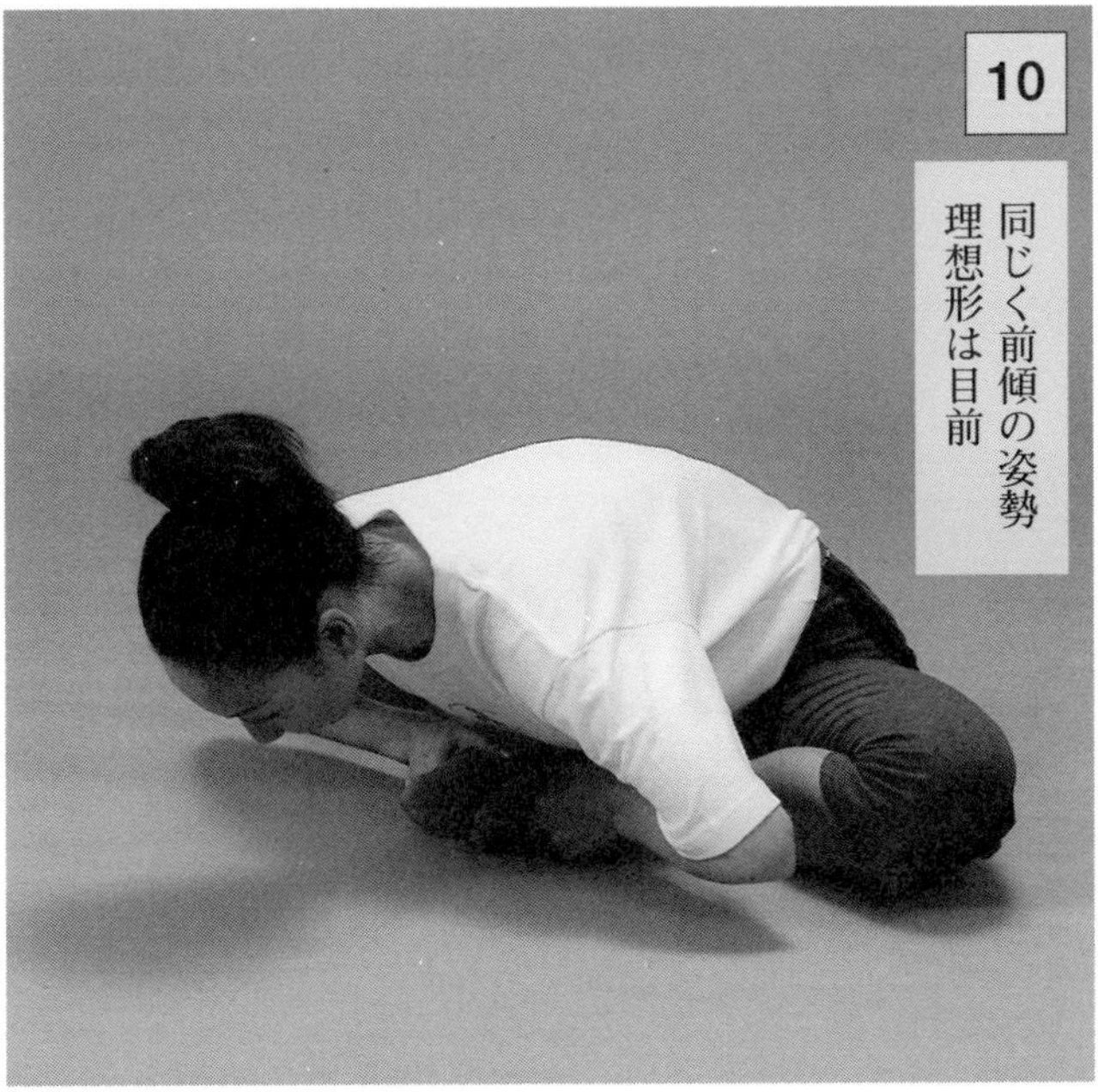

10 同じく前傾の姿勢 理想形は目前

2　第二体操――五合目へたどりつくまでの実修法

(1)　初心者の実修法

写真11（正面から見た姿）、**写真12**（横から見た姿）は、第二体操の初心者の典型的な姿勢です。足首を鋭角に立てようとすると膝が浮いてしまいます。腰が湾

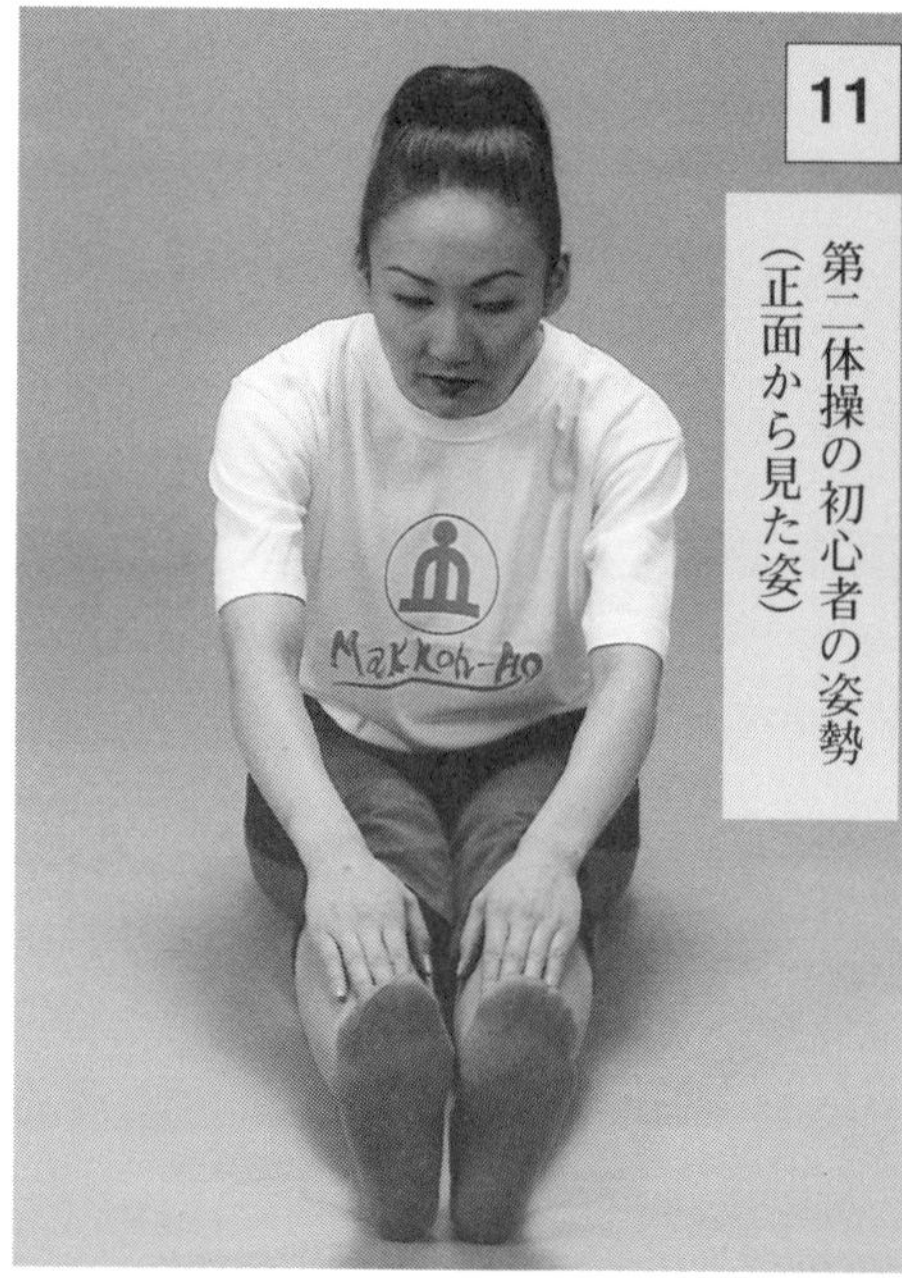

11
第二体操の初心者の姿勢（正面から見た姿）

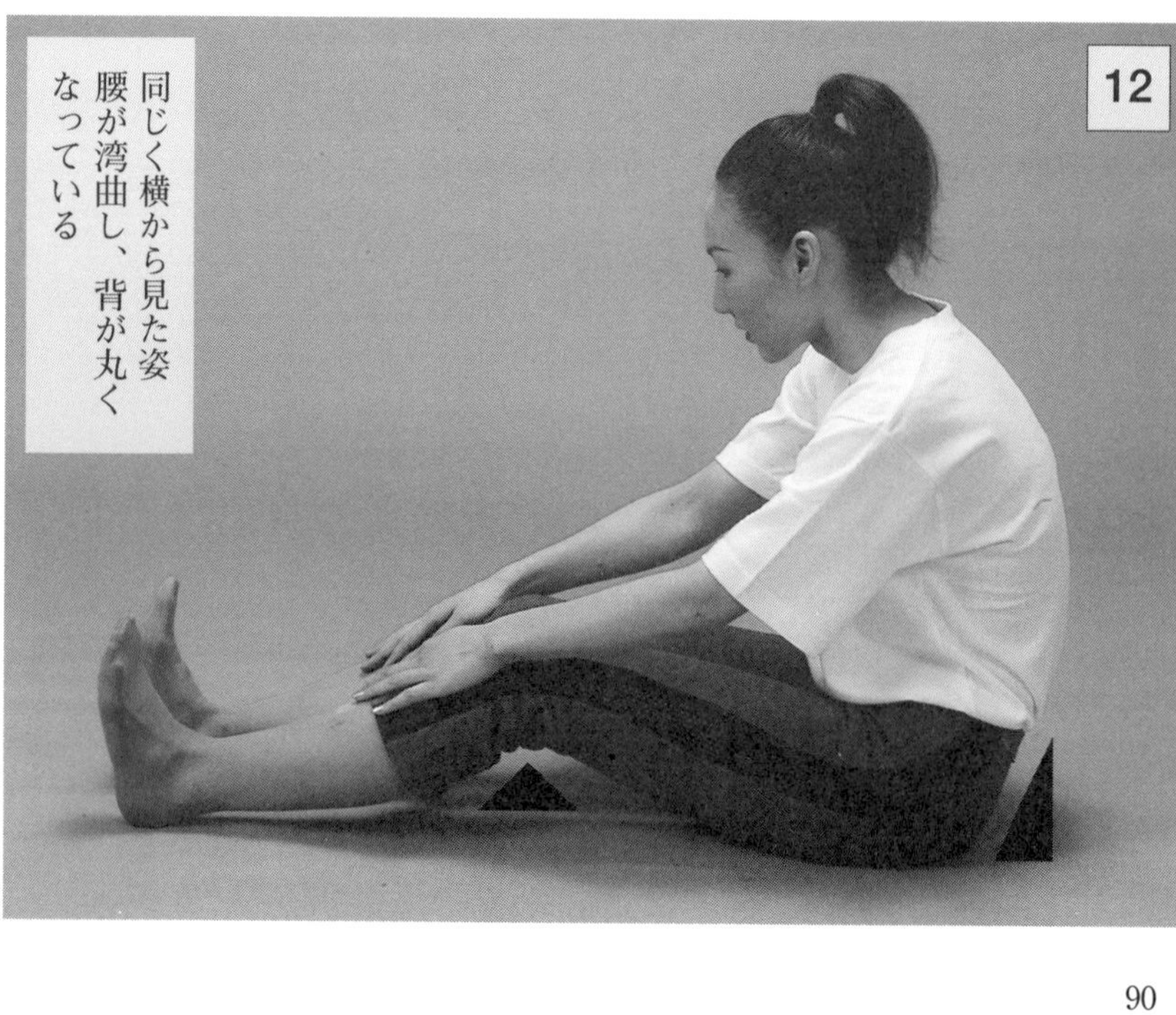

12
同じく横から見た姿
腰が湾曲し、背が丸くなっている

曲し、垂直線に対して三角形の空間ができます。背も丸まり、手も膝のところまでしか伸びません。
では、ここから三合目に至る実修法を述べましょう。

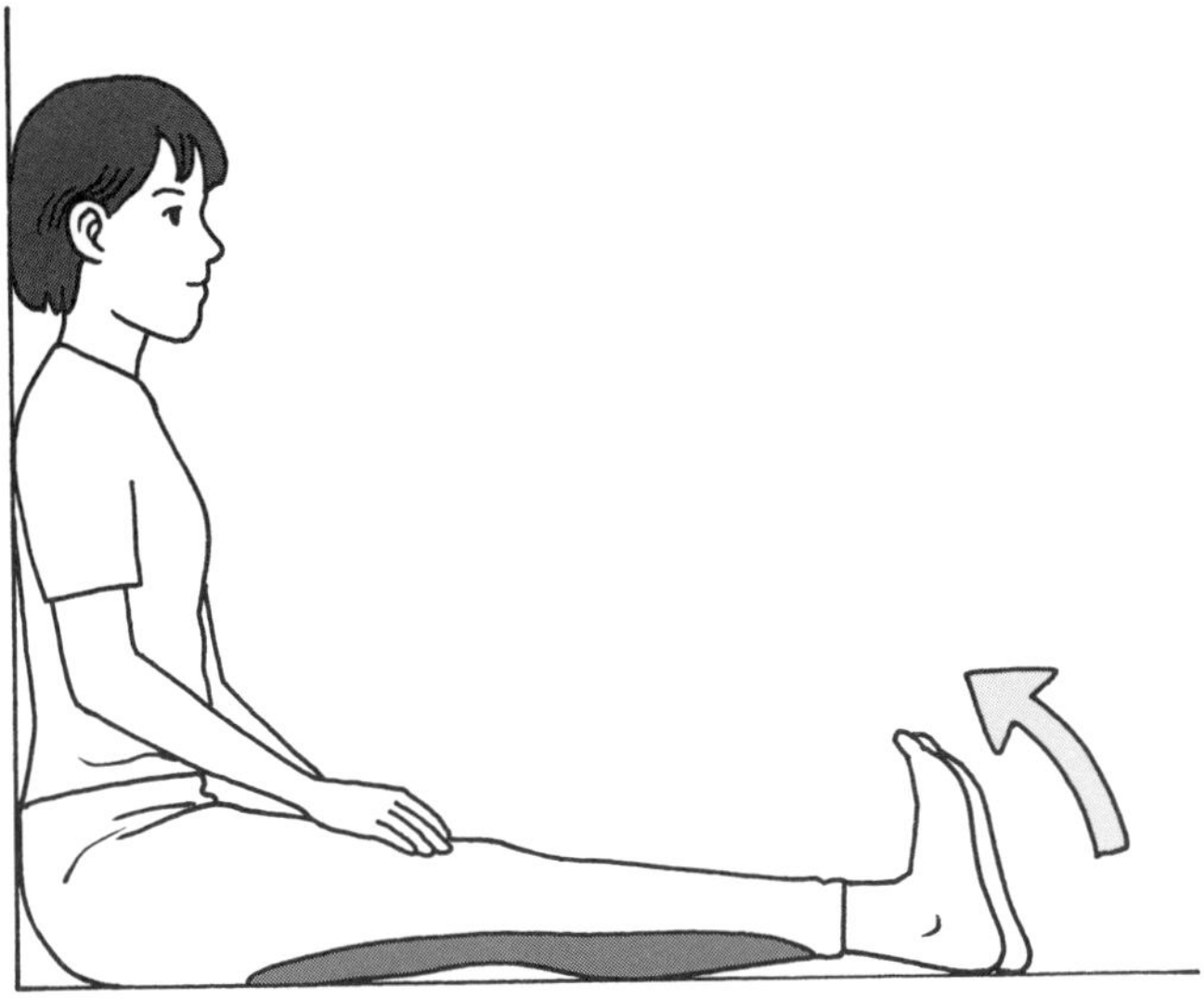
図4　足首を鋭角に立て、膝の裏を思い切り伸ばす

●足首を柔軟にする

現在、足首が鋭角（七〇度）にならない若い人がふえています。そんな嘘だろうと思うかもしれませんが、座るという生活習慣のない現在の若い人は、足首が鋭角にならない人が多いのです。そのような人は、踵《かかと》をつけてしゃがむ姿勢（これを跪座《きざ》という）さえ苦手で、座っていざ立ち上がろうとすると後ろにころんと尻もちをついてしまいます。

前に、真向法はむしろ中高年向きと申し上げたのですが、このような現実を考えると、二〇代から真向法をやっていただいたほうがよいのかもしれません。

跪座は和式のトイレでしゃがむ姿勢ですから、昔の人は正座をしない人でも足首は柔らかかったのですが、和式トイレが珍しい現在では、正座をする生活に切り換えるなどして、足首を柔軟にするようにしましょう。

また、**図4**のように、柱か壁を背にして脚を前に投げ出して座ります。そして、膝の裏を思い切り伸ばし、**足首を鋭角にするようにし、倒したり立てたりします。**

足首の柔軟さは第四体操のときも要求されますから、日ごろから心掛けるとよいでしょう。

●脚の裏筋を伸ばす

膝が浮く人は、膝が真っすぐ伸びるようにする努力が必要です。

図5は、脚の裏筋を伸ばす体操です。これは、ご覧のように第二体操の着手の姿勢を九〇度回転させたものです。脚を揃えて立ち、脚の裏筋と背筋を真っすぐに伸ばしたまま、上体を九〇度前傾させます。こうすると、脚の裏筋がよく伸びます。この体操は、やろうとすればどこでもできますから、暇をみてやるとよいでしょう。第二体操のためという動機づけがあると、継続できるものです。

図6と**図7**も、脚の裏筋を伸ばす体操です。

図6は、壁押し体操ともいわれるものです。両手を壁に当て、腕の長さの位置で直立します。片方の足先を壁から二〇センチほどの位置へ出し、もう一方の脚を足一つ分だけ後ろへ引きます。前に出した脚の膝を曲げながら、胸を張り壁に向かって突き出します。肘《ひじ》は曲げないようにします。

後ろに残った脚は、踵を床につけたまま、足首は真っすぐ前に向けます。息を吐きながら両手で壁を押し、後ろの足裏を思い切り伸ばします。これを左右交互に一〇回ずつ行ないます。

図7は、第二体操のきつさをやわらげたような体操

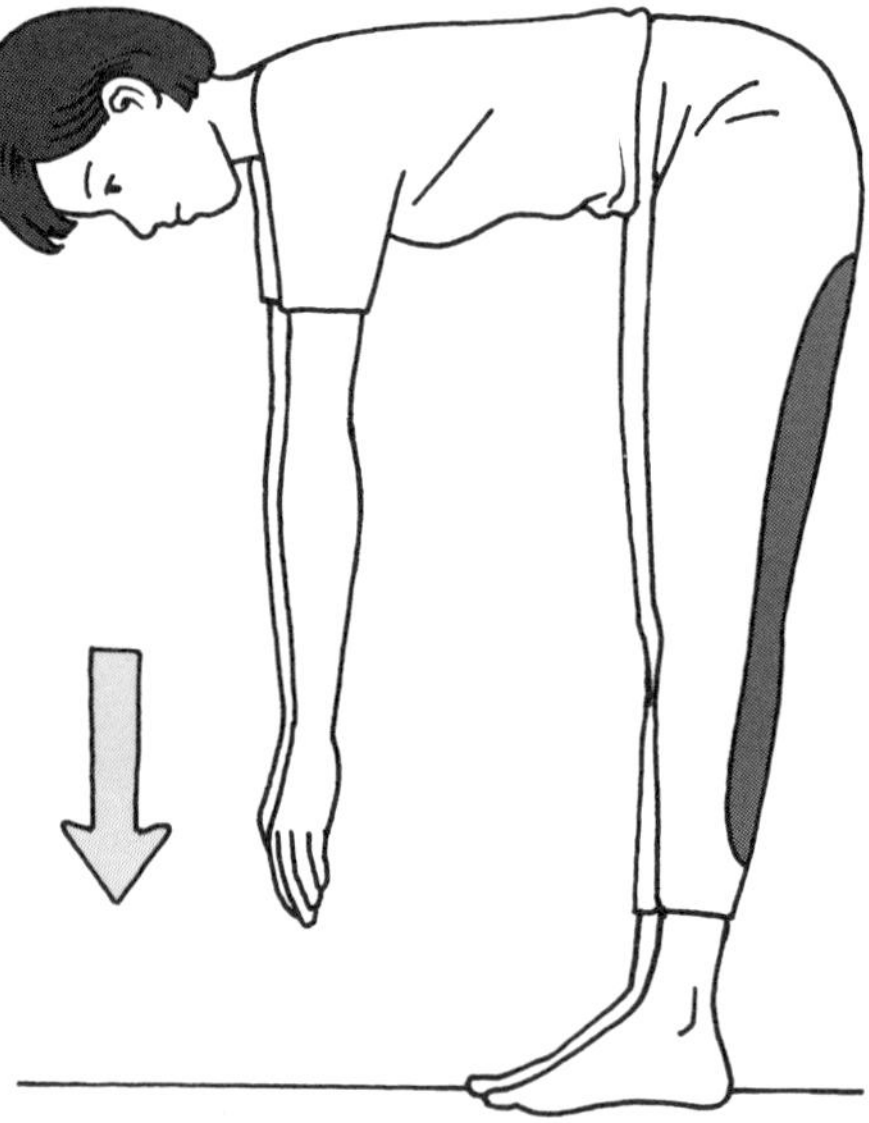

図5　膝の裏筋と背筋を真っすぐ伸ばしたまま、上体を90度前傾させる

です。胡坐《あぐら》のまま、片方の脚だけ前方に投げ出して上体を前傾させます。伸ばした脚の側の手で足の外側を握り、反対の手は伸ばした膝に置きます。

息を吐きながら上体を前傾させていき、痛いところで止め、裏側の筋の伸びを意識しながら、さらに息を吐き出します。これを脚を替えて同様に行ないます。左右交互に一〇回ずつ行ないます。

第二体操を実修しながら、以上のような補助体操をすると脚の裏筋の痛みが残るのですが、その痛みがなくなると真向法体操の三合目に至ります。

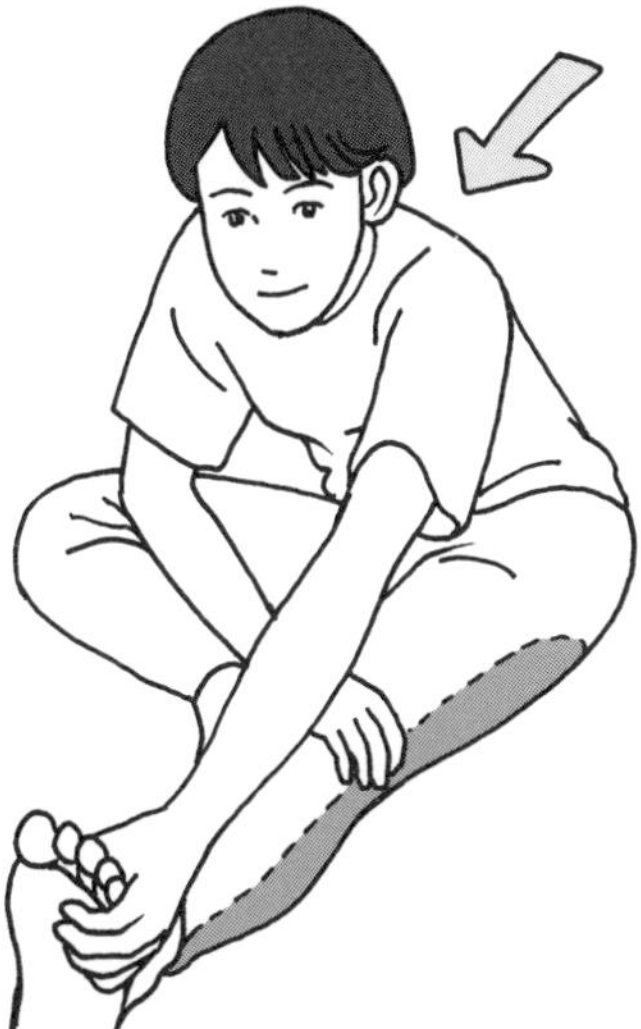

図7　息を吐きながら上体を前傾させ、痛いところで止め、裏筋の伸びを意識しながら、さらに息を吐き出す

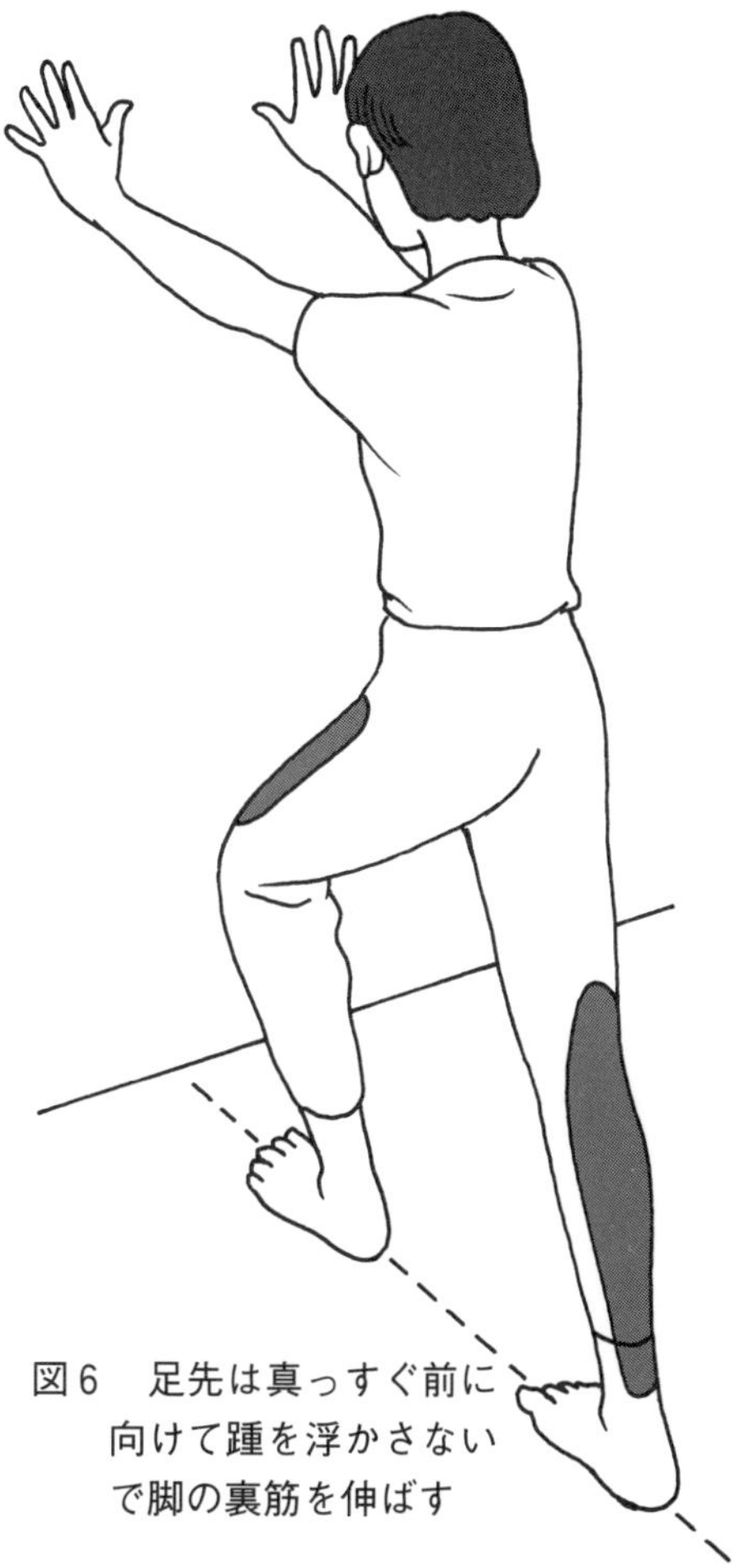

図6　足先は真っすぐ前に向けて踵を浮かさないで脚の裏筋を伸ばす

(2) 三合目から五合目に至った人の実修法

写真13（斜め前から見た姿）、**写真14**（横から見た姿）は、真向法体操を実修してほぼ三合目に至った人の第二体操の姿勢です。

第二体操は、補助体操を組み合わせると上達もスムーズで、数カ月で上体の前傾もかなりの程度できるようになります。ただ、**写真14**のように、腰と背に理想

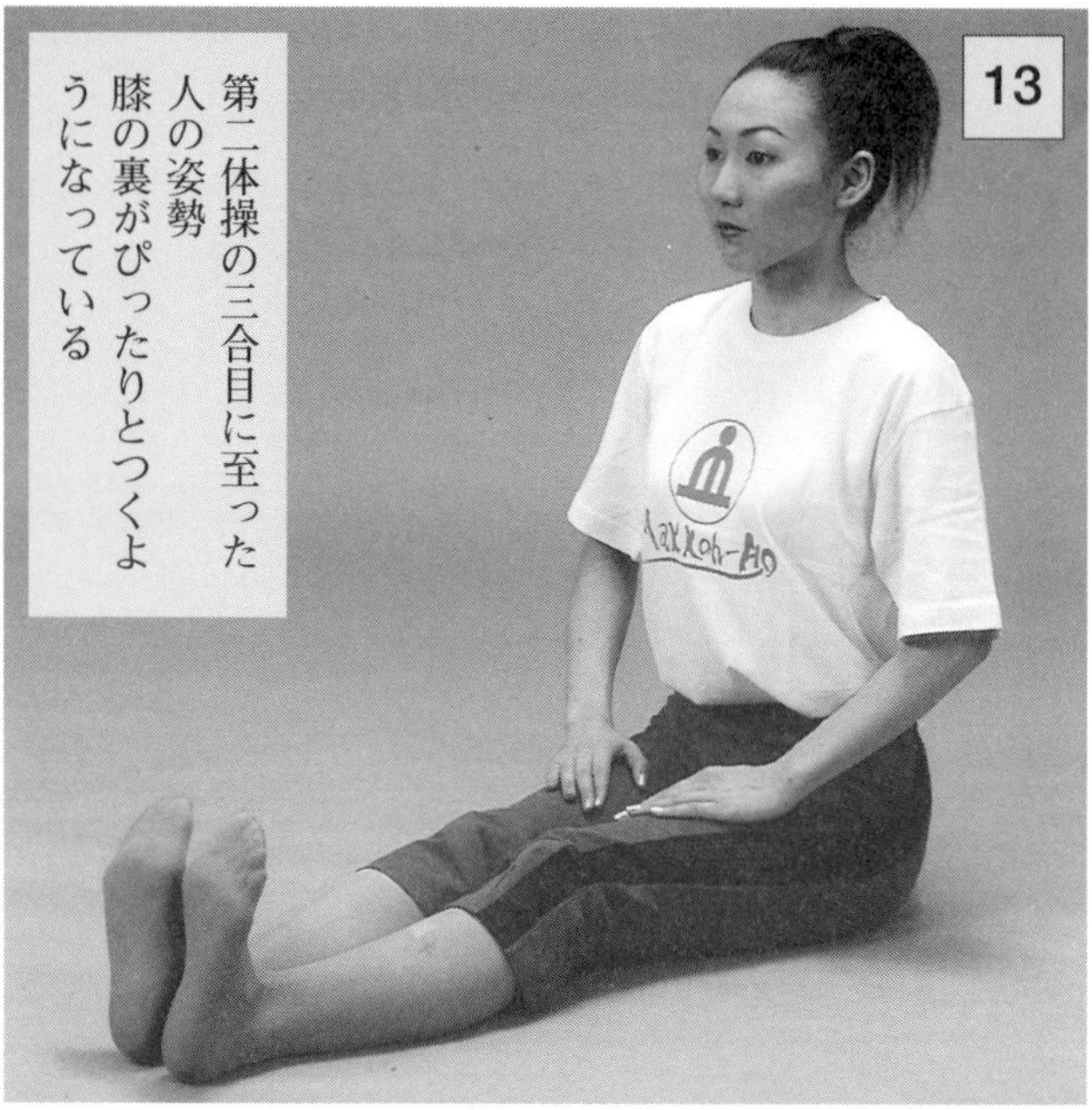

13

第二体操の三合目に至った人の姿勢

膝の裏がぴったりとつくようになっている

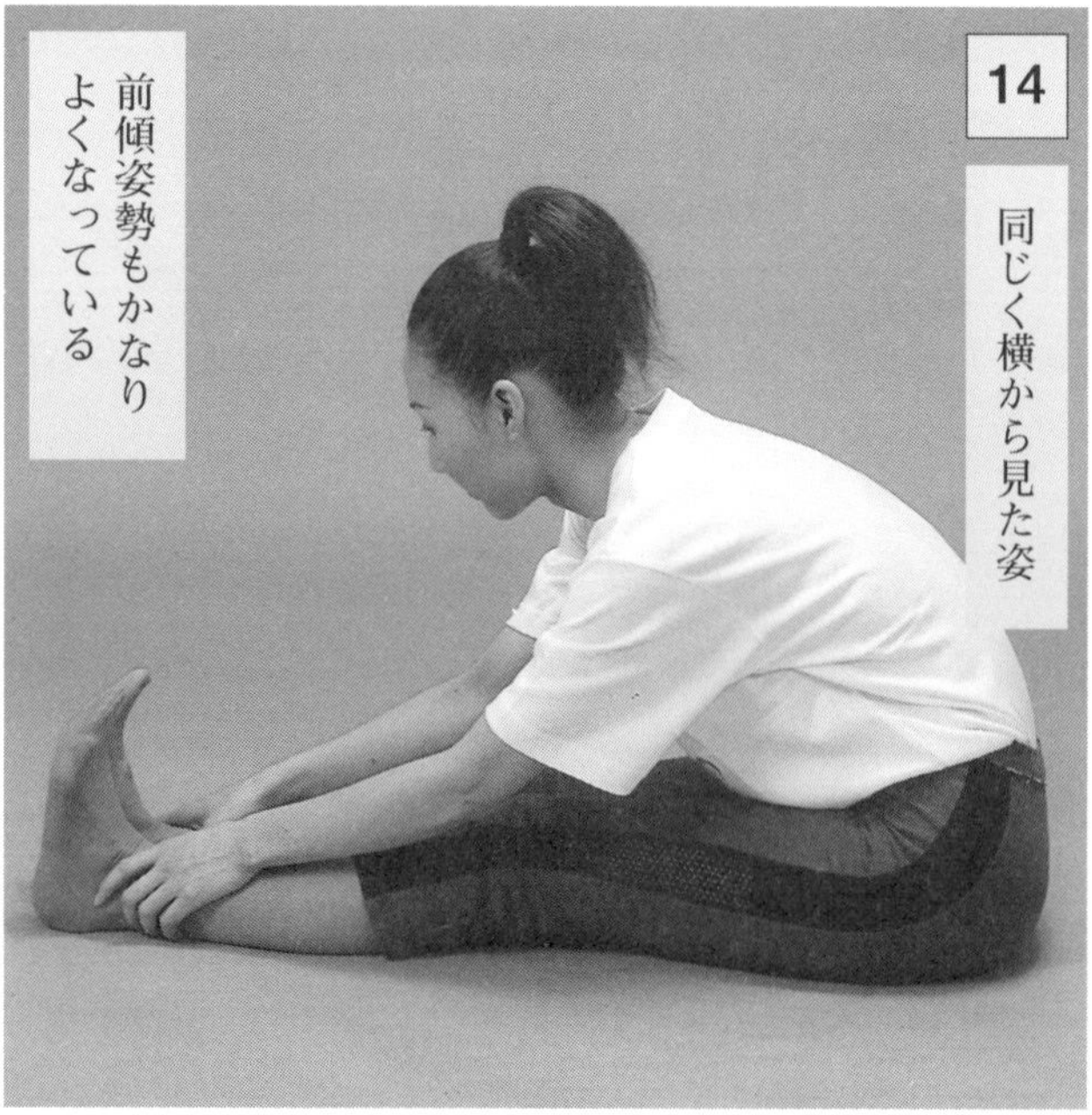

14

同じく横から見た姿

前傾姿勢もかなりよくなっている

形に対して不満が残ります。そこで、第二体操の補助による体操をすることをおすすめします。

●第二体操の補助

この補助は、もちろん初心者のときにやってもよいのですが、第二体操はいろいろの補助体操があるので、この段階でやることをおすすめするわけです。

写真15と**16**は、腰と背筋のチェックです。腰をピンと立て、背筋をシャンと伸ばすことが第二体操の要点です。この感覚を忘れずに実修してください。すると五合目へは割りと楽に至ります。

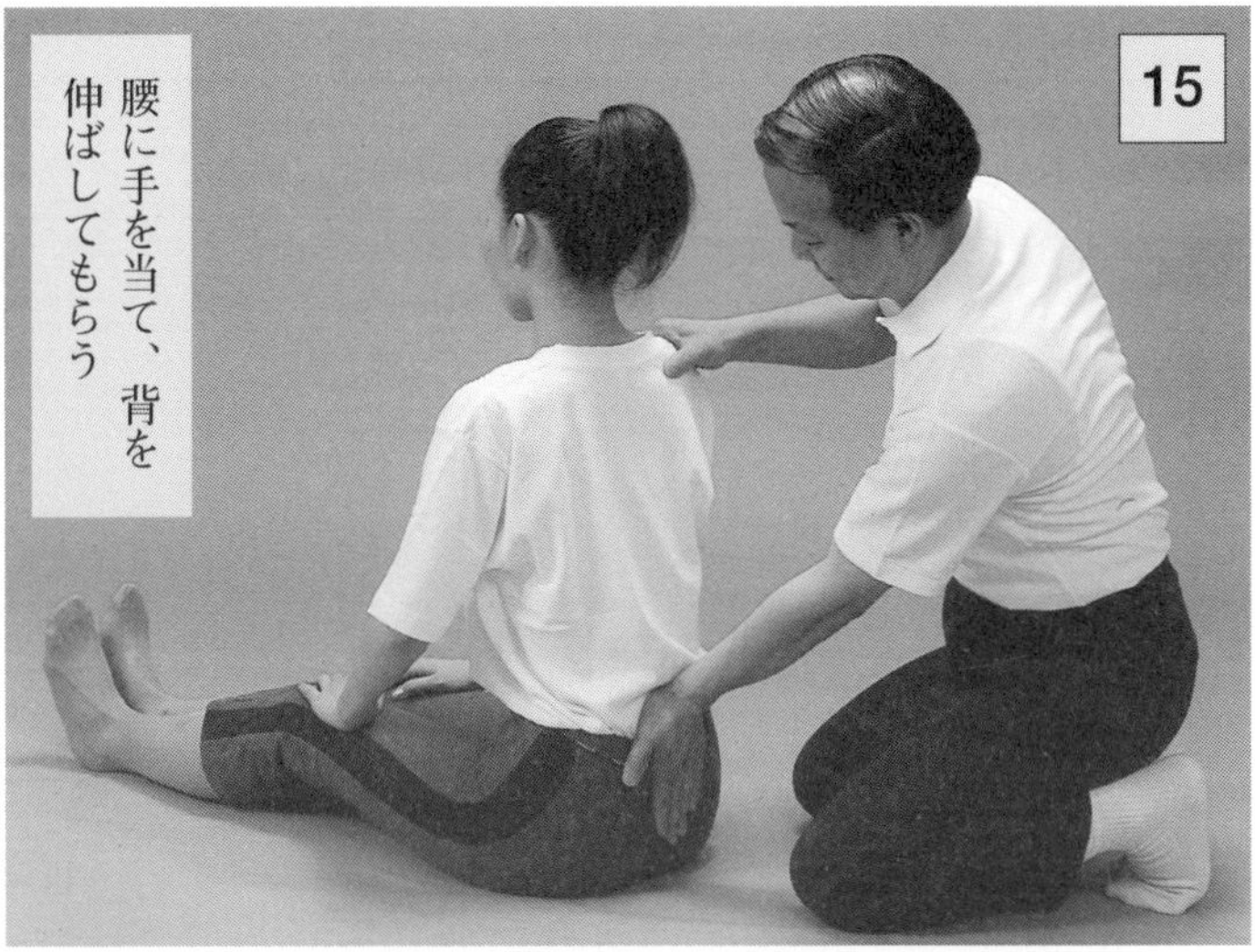

腰に手を当て、背を伸ばしてもらう

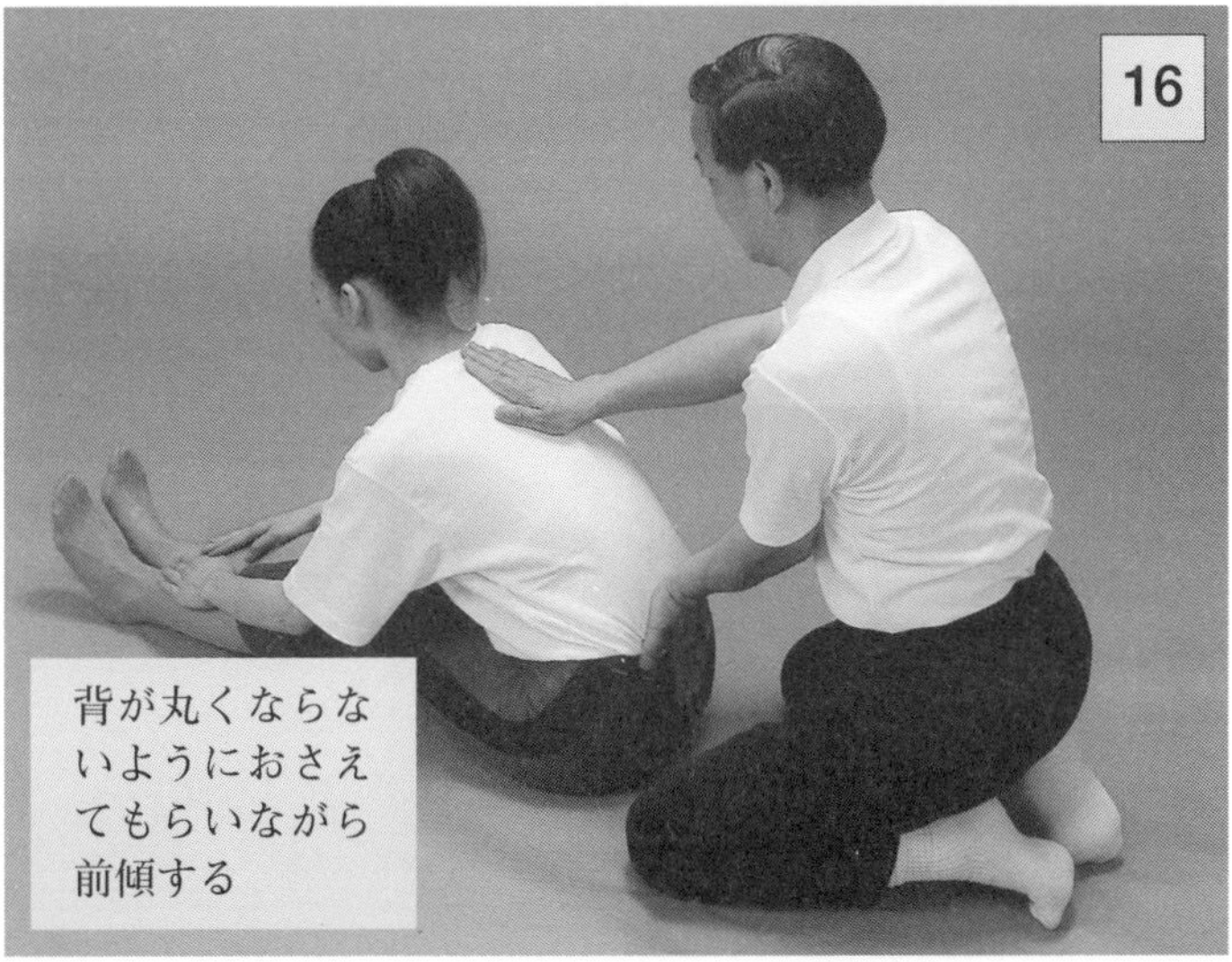

背が丸くならないようにおさえてもらいながら前傾する

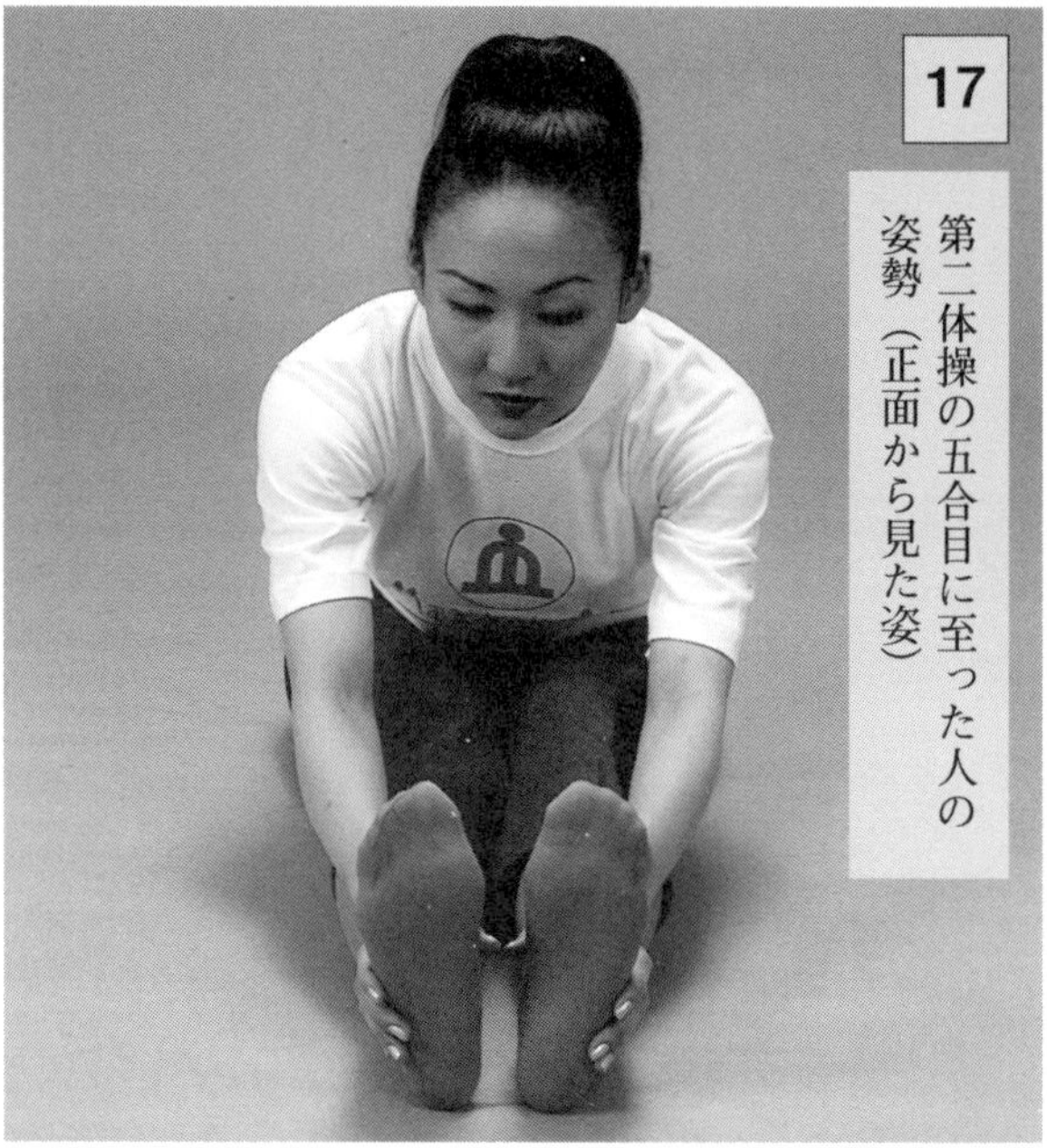

17

第二体操の五合目に至った人の姿勢（正面から見た姿）

写真17（正面から見た姿）と**写真18**（横から見た姿）が五合目に至った第二体操の姿勢です。こうなれば、八合目は目前です。

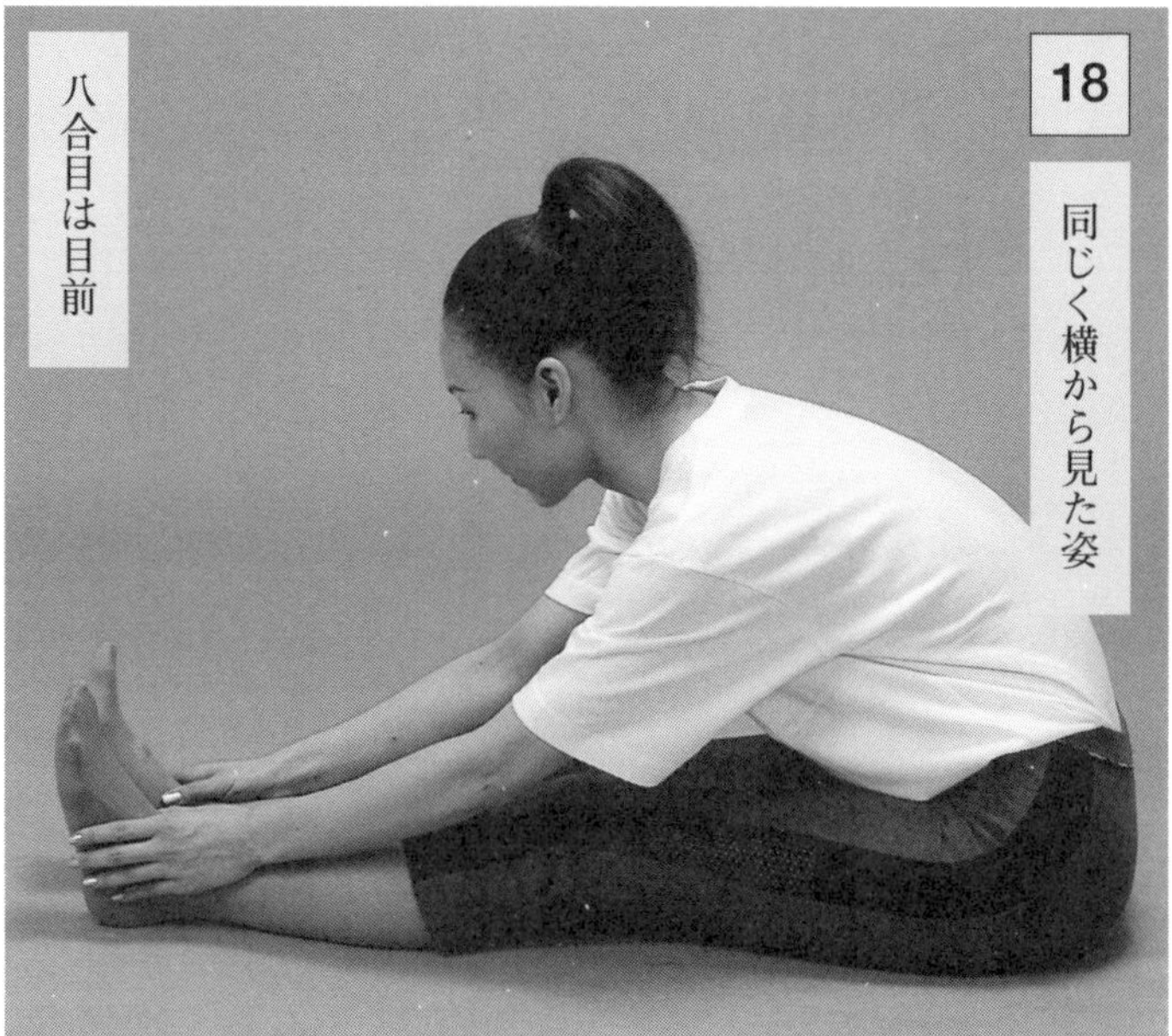

18

同じく横から見た姿

八合目は目前

写真19が八合目に至った第二体操の姿勢です。個人差はありますが、概して第二体操が理想形に至る期間が一番短いといえます。

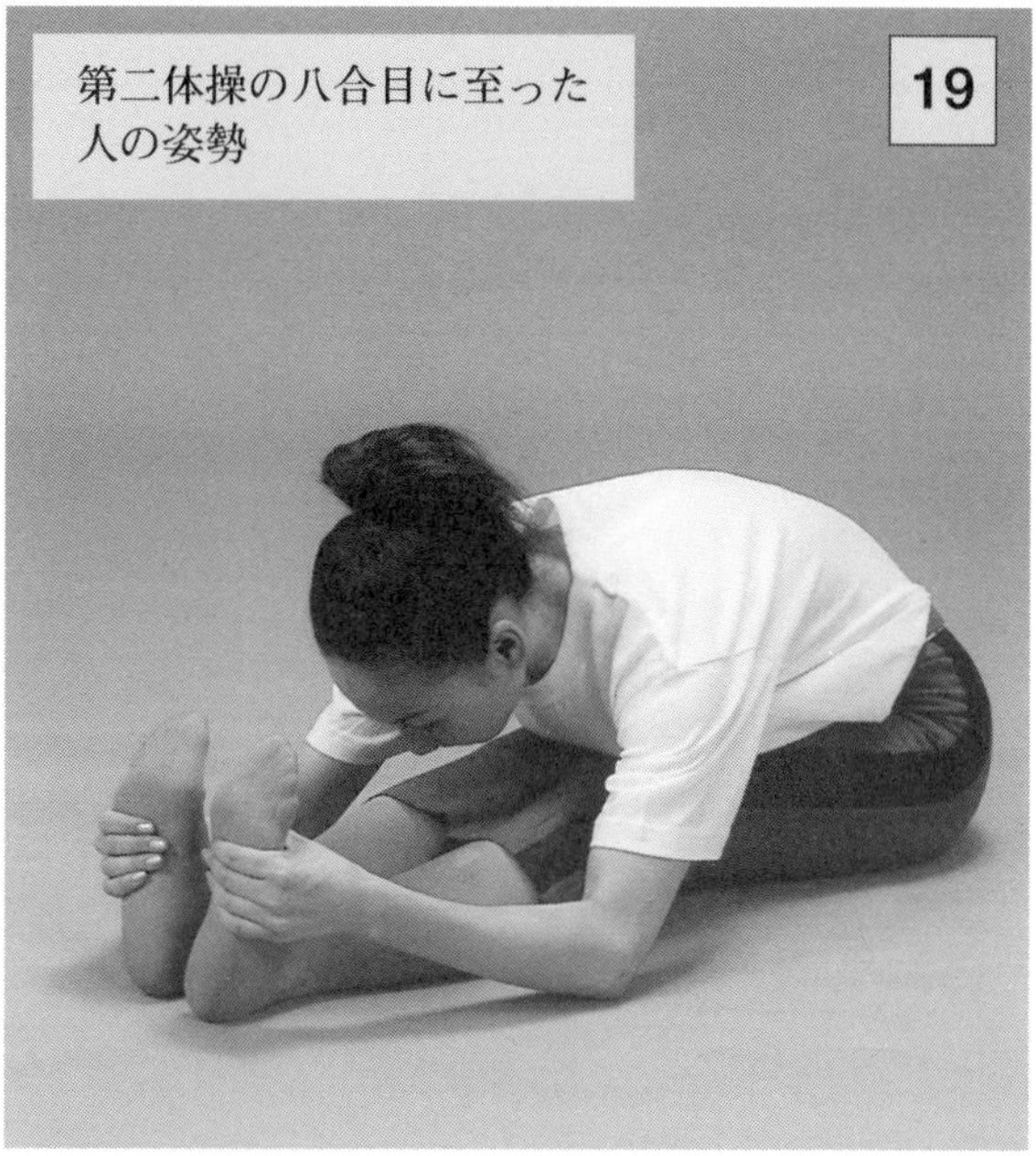

第二体操の八合目に至った人の姿勢

3　第三体操——五合目へたどりつくまでの実修法

(1)　初心者の実修法

写真20（正面から見た姿）、**写真21**（横から見た姿）

は、第三体操の初心者の典型的な姿勢です。両膝の裏が浮き、足首が鋭角にならず、腰がひけ、背が丸まり、開脚も九〇度くらいまでしかできない。もし、あなたがこのような姿勢しかとれないとすると、かなりの年月、身体の手入れを怠ってきた証拠です。でも、悲観することはありません。

では、ここから、五合目、さらに八合目へ至る実修法について述べていきましょう。

開脚の十分でない人は、すでに述べましたように脚の内側の筋が廃用性萎縮を起こしているのですから、この筋を活性化させる必要があります。日常的には、**お風呂に入ったとき、脚の内側の筋を丹念にもみほぐします。**

●脚の内側の筋を柔らかくする補助体操

図8は、腰がひけ、シャンとしない人向けの補助体操です。座布団を二つ折りにし、折ったほうを後ろに、合わせたほうを前にして尻を載せ、立腰（腰を起こした状態）の姿勢で前傾するようにします。これをゆっ

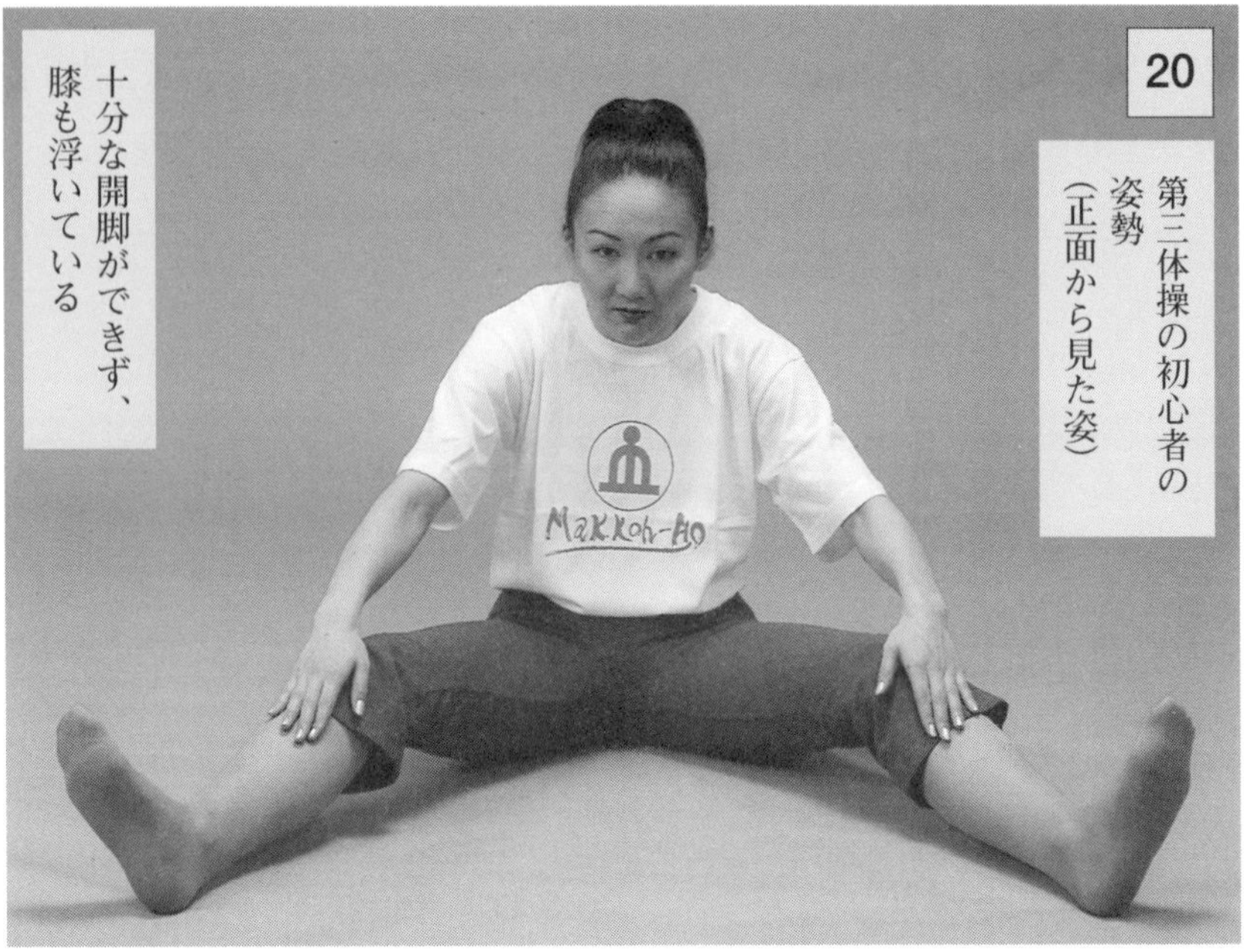
20
第三体操の初心者の姿勢（正面から見た姿）
十分な開脚ができず、膝も浮いている

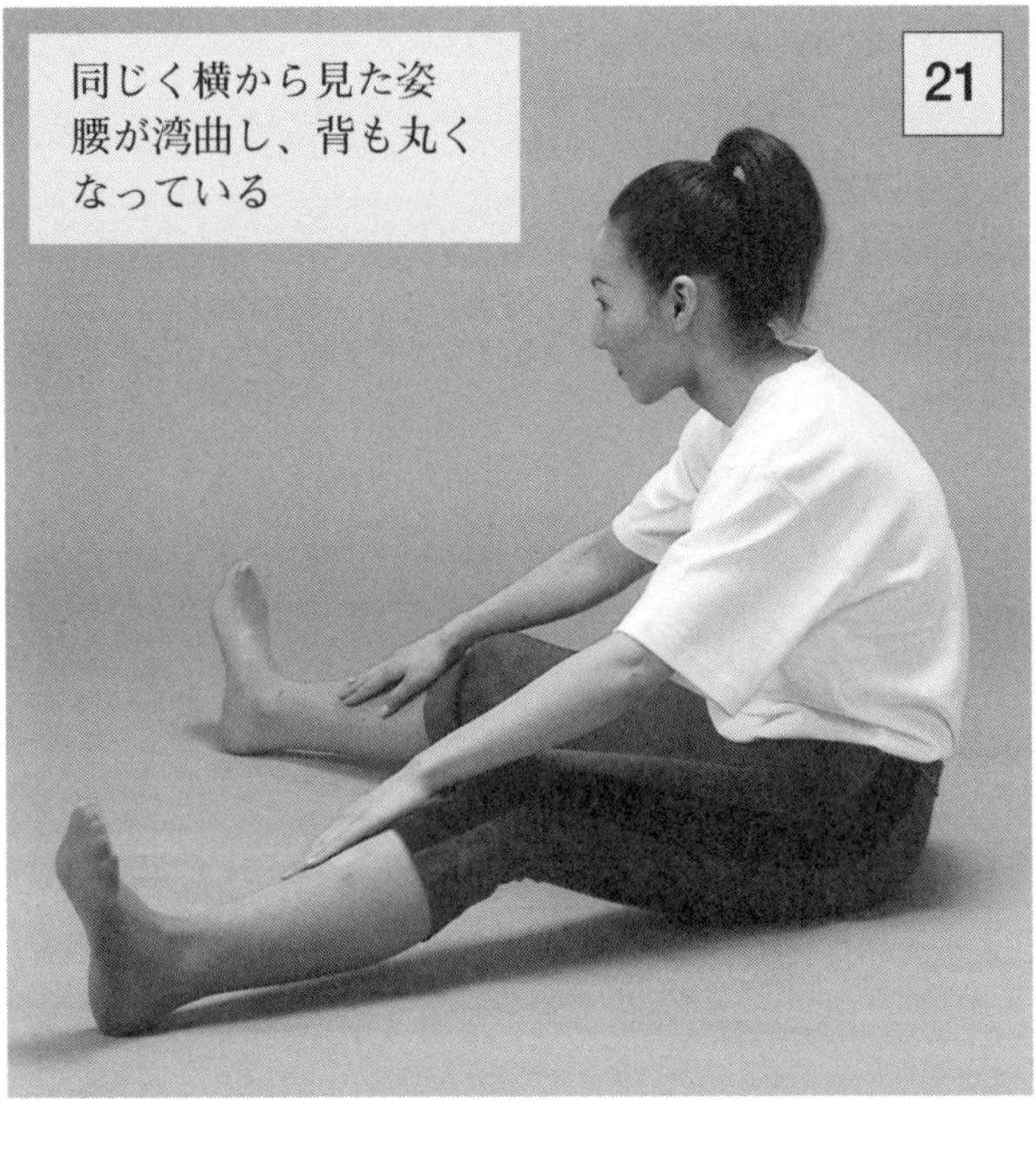

くり一〇回行ないます。

図9は、腰回りの筋を柔らかくするための補助体操です。胡坐《あぐら》の状態から左脚を横に投げ出し、上体を捻転させ、左手で左足を握り、右手は左脚の膝に置いたまま、息を吐きながら、上体を伸ばした左脚のほうへ

前傾させます。右脚も同様に行ないます。これを左右交互に一〇回ずつ行ないます。

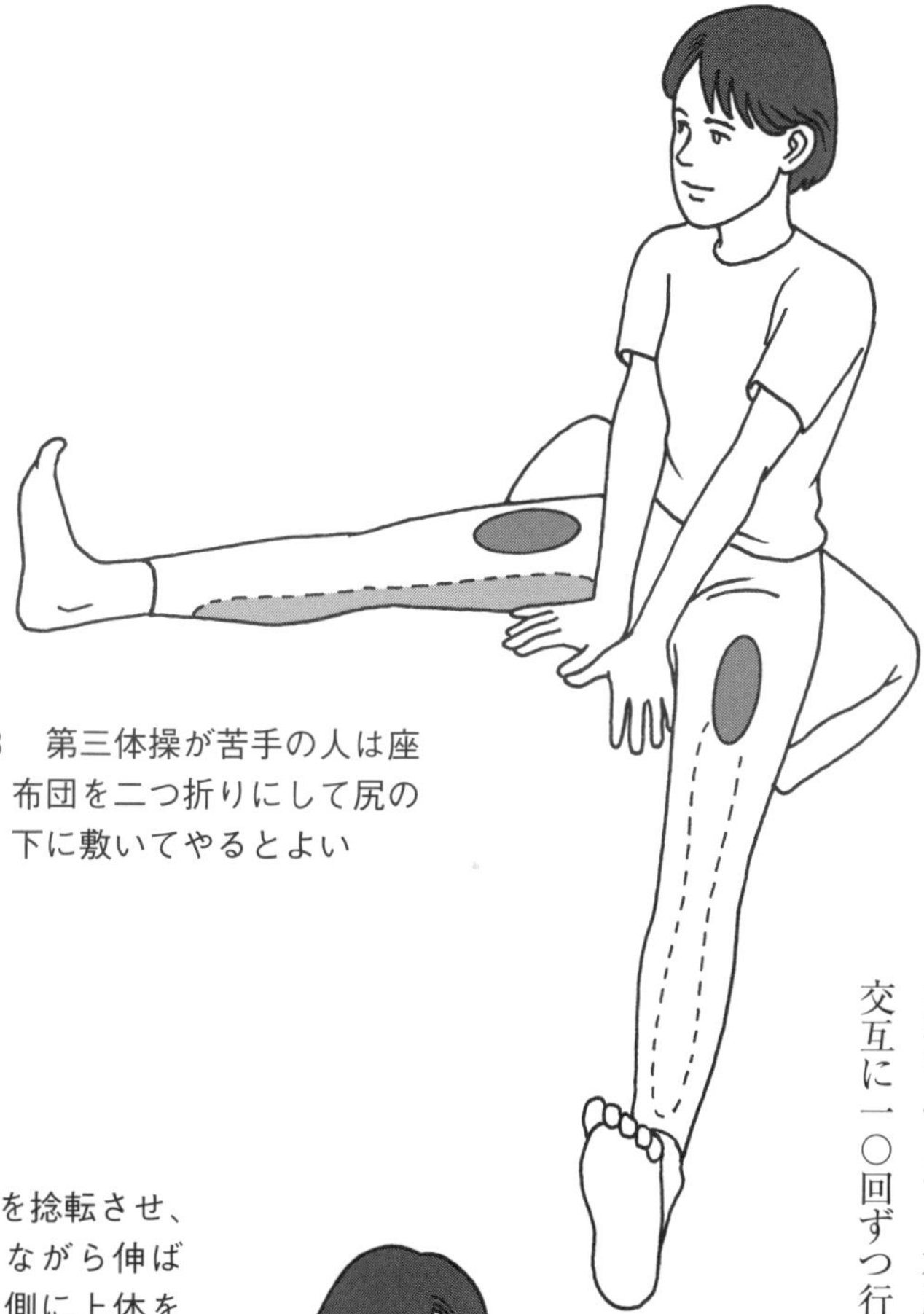

図８　第三体操が苦手の人は座布団を二つ折りにして尻の下に敷いてやるとよい

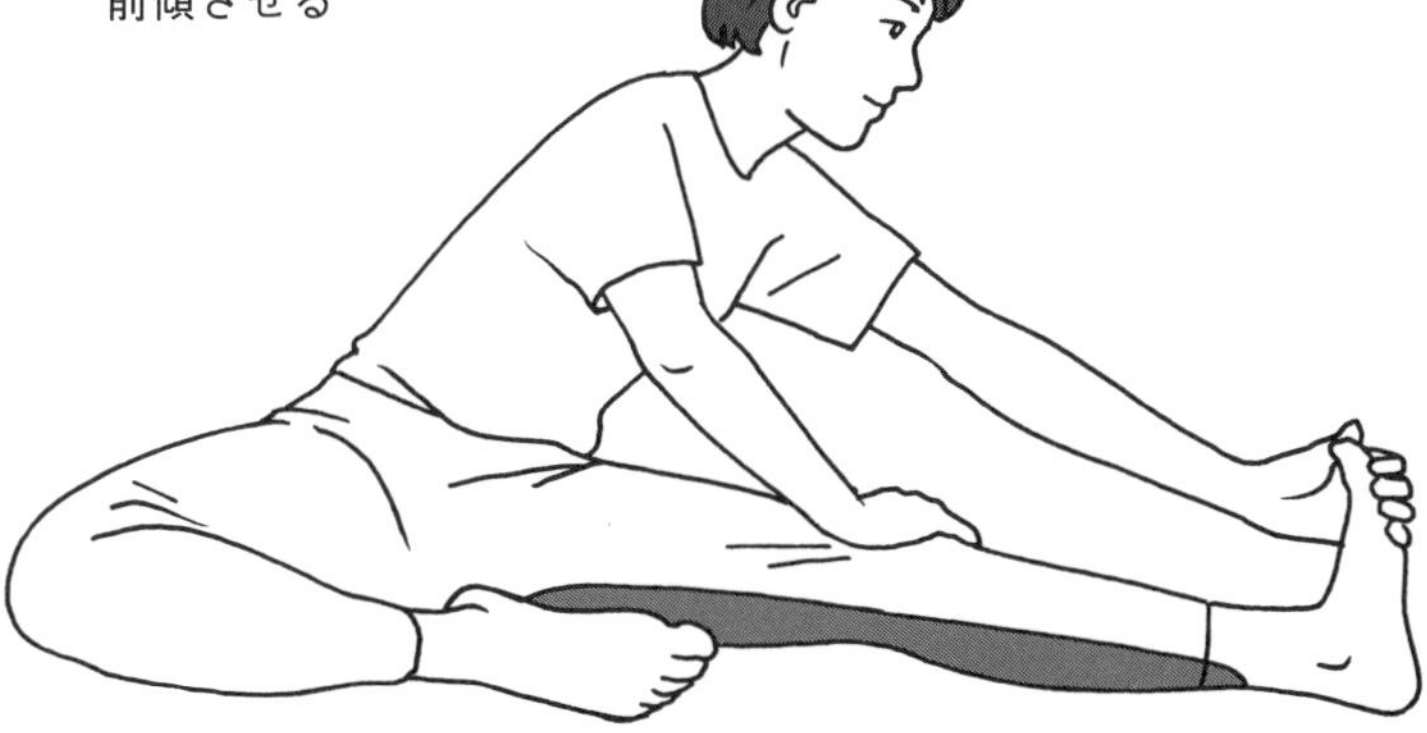

図９　上半身を捻転させ、息を吐きながら伸ばした脚の側に上体を前傾させる

(2) 第三体操の補助と三合目、五合目、八合目に至った人の姿勢

●第三体操の補助

初心者と三合目までの人は、連れ合いや家族に補助してもらうとより効果的です。

写真22は、腰がひけて立たない人に対する補助です。**写真23**は、背が丸くなる人に対する補助で、尻の下に二つ折りにした座布団を敷くとより効果的です。こうすると五合目に至った姿勢ですね。

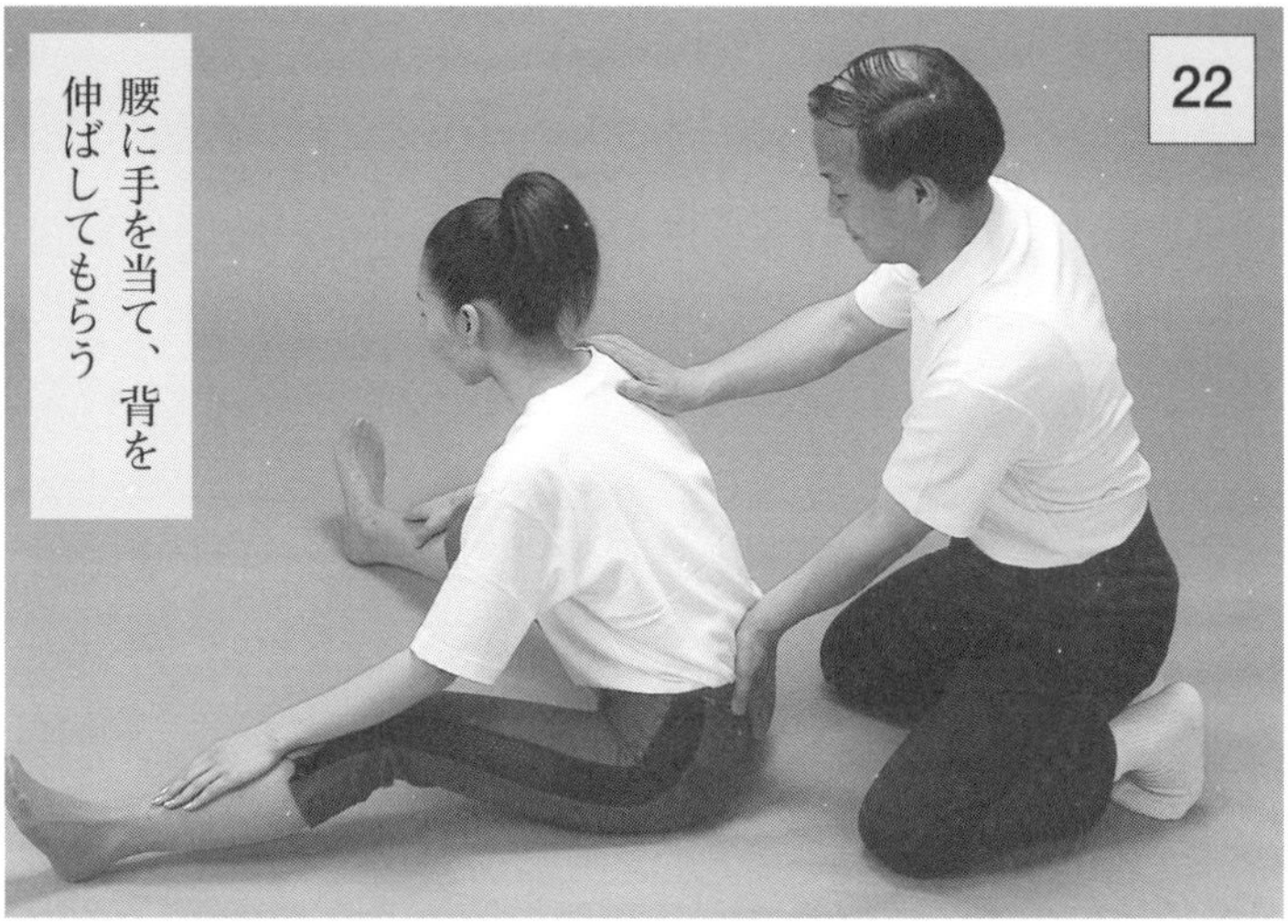
22
腰に手を当て、背を伸ばしてもらう

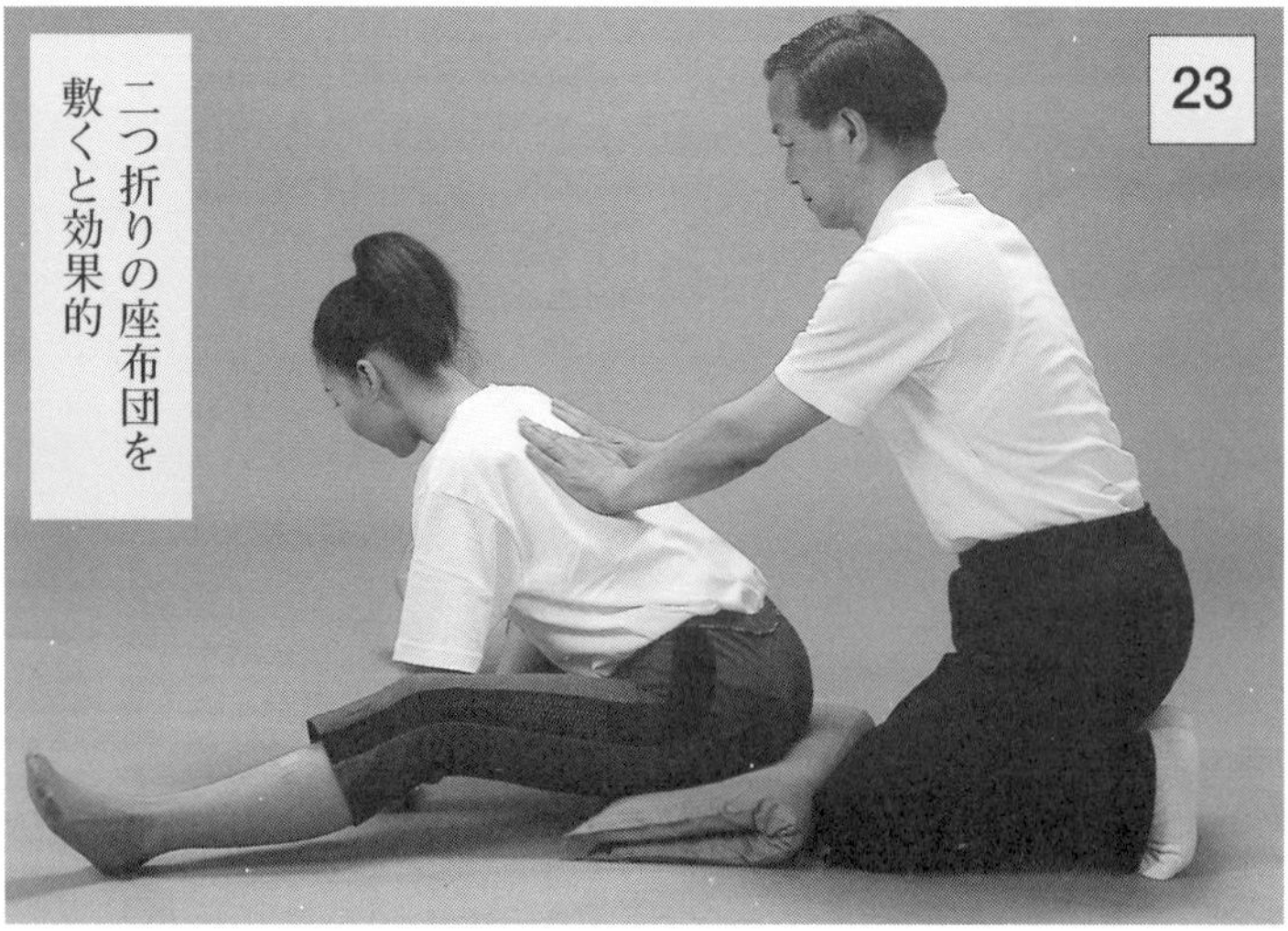
23
二つ折りの座布団を敷くと効果的

●三合目と五合目に至った人の姿勢

ここで、現在の自分は何合目くらいまで行っているかを確認するために、三合目と五合目に至った人の姿勢を掲載しておきます。**写真24**（正面から見た姿）と**写真25**（横から見た姿）は、三合目くらいの人の姿勢です。

写真26（正面から見た姿）と**写真27**（横から見た姿）は、五合目くらいの人の姿勢です。ここまでくれば八合目は目の前です。もうひとふん張りです。頑張ってください。

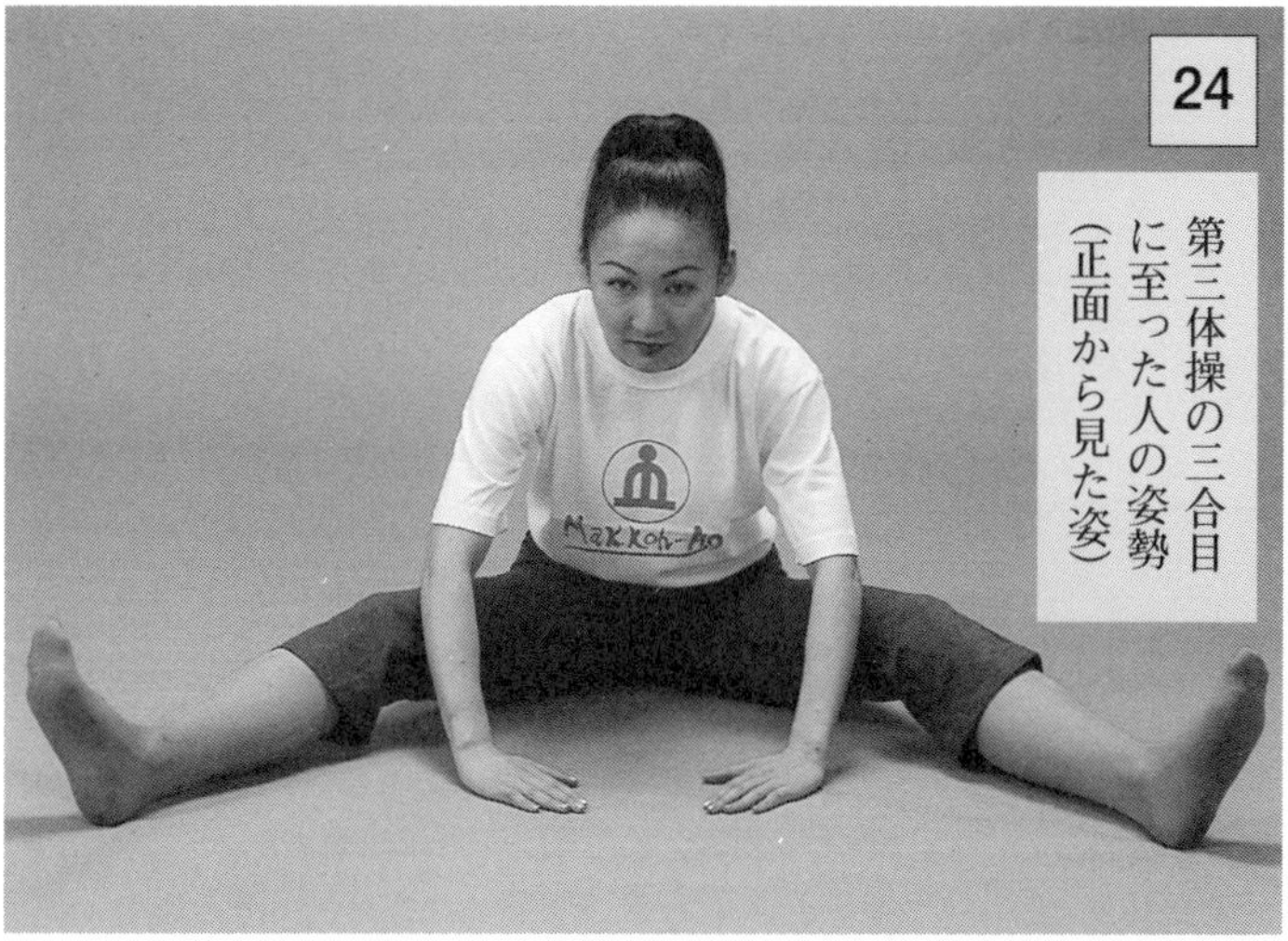

24 第三体操の三合目に至った人の姿勢（正面から見た姿）

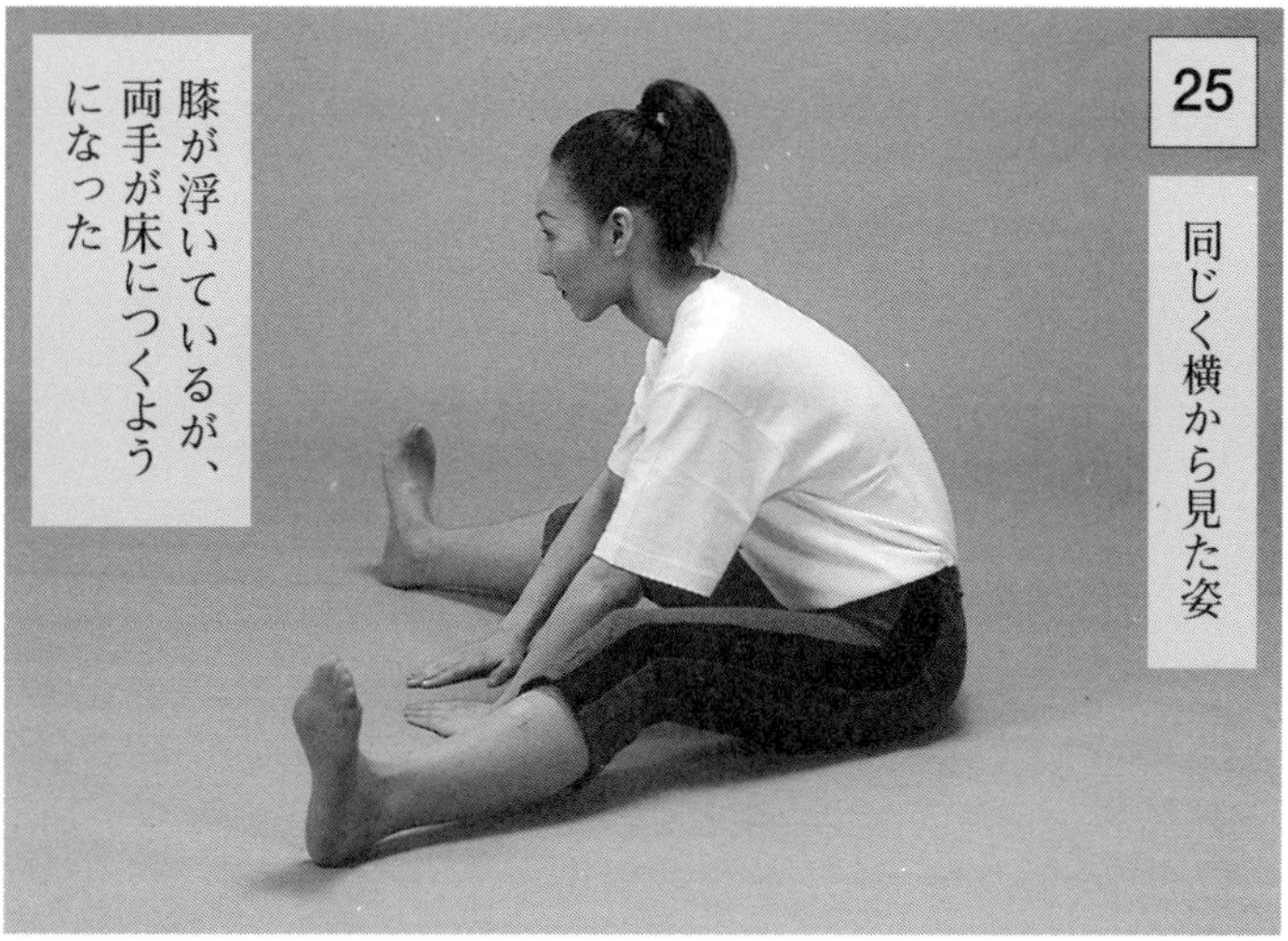

25 同じく横から見た姿

膝が浮いているが、両手が床につくようになった

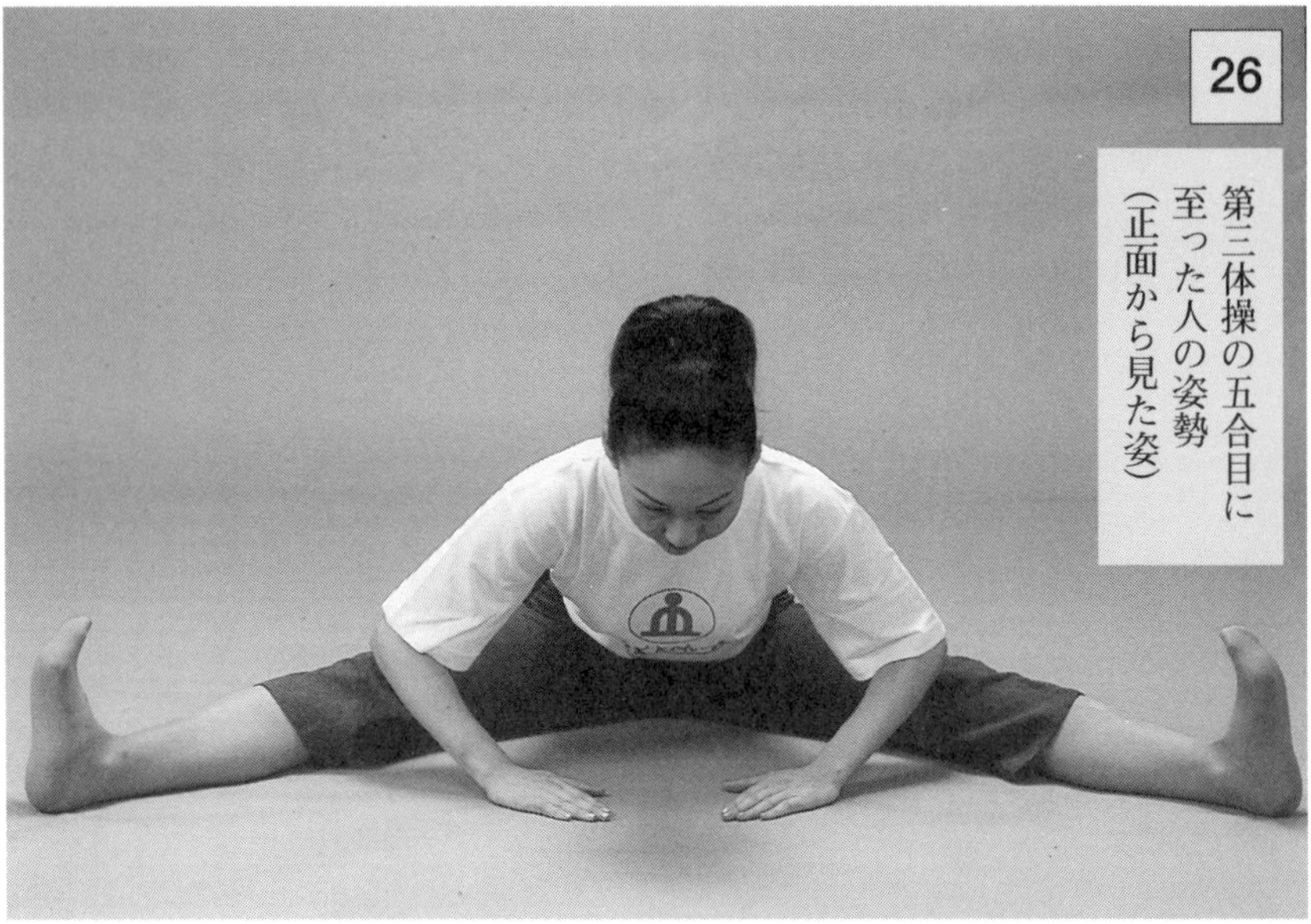

26

第三体操の五合目に至った人の姿勢（正面から見た姿）

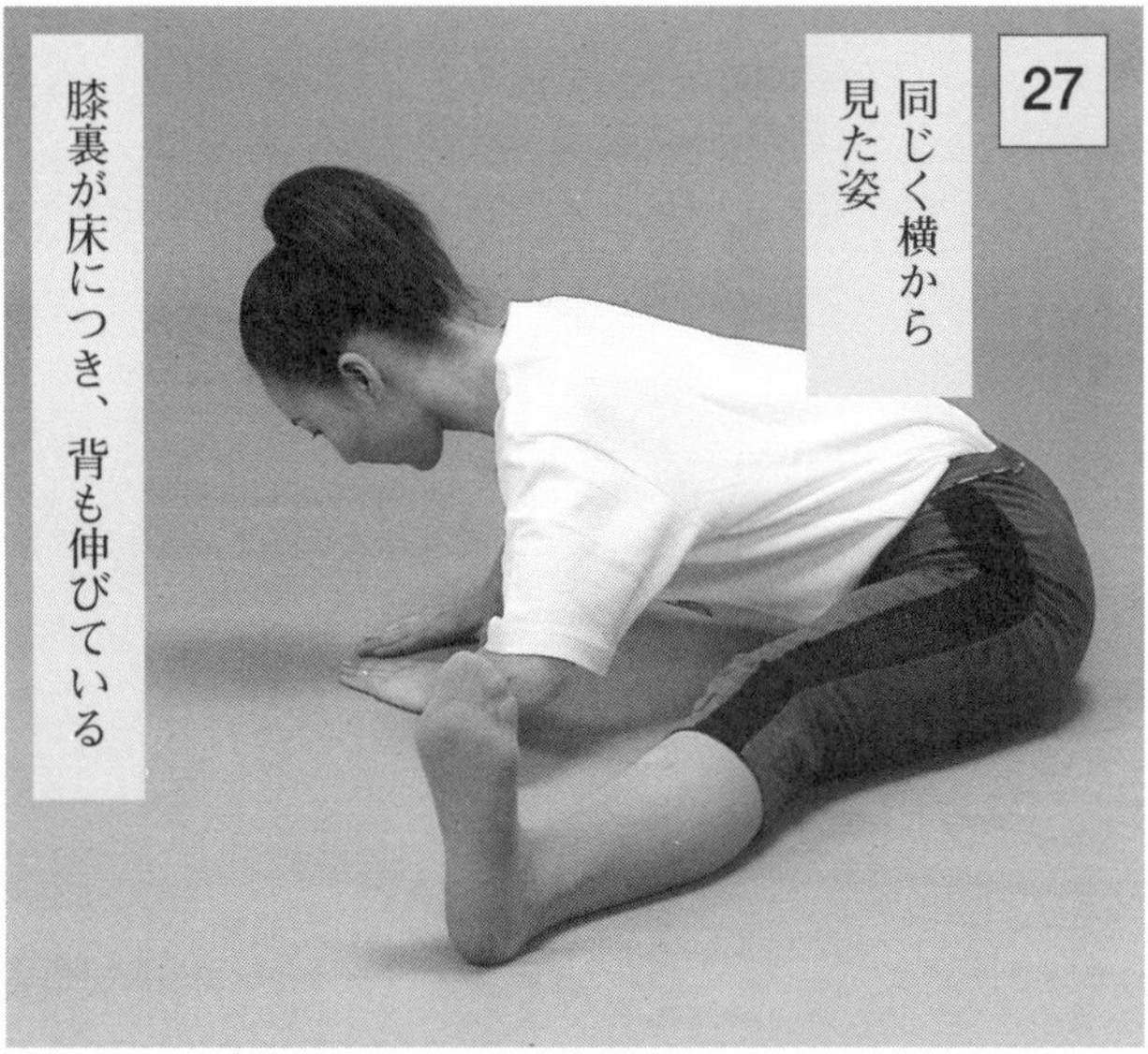

27

同じく横から見た姿

膝裏が床につき、背も伸びている

●八合目に至った人の姿勢

写真28は、八合目に至った人の前傾する前の姿勢です。開脚はすでに一三〇度くらいあります。美しいですね。**写真29**と**30**は八合目に至った人の正面から見た

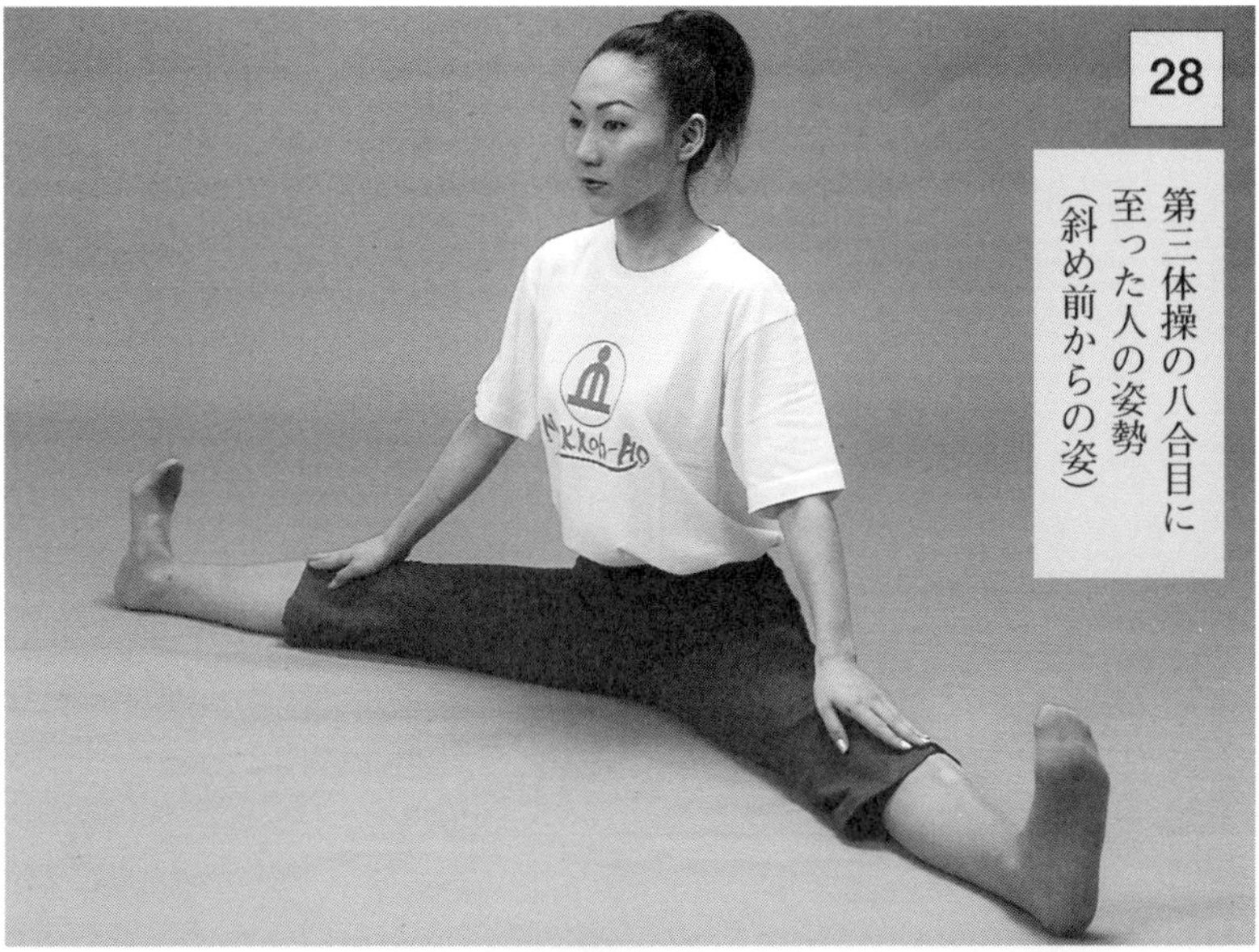

28

第三体操の八合目に至った人の姿勢（斜め前からの姿）

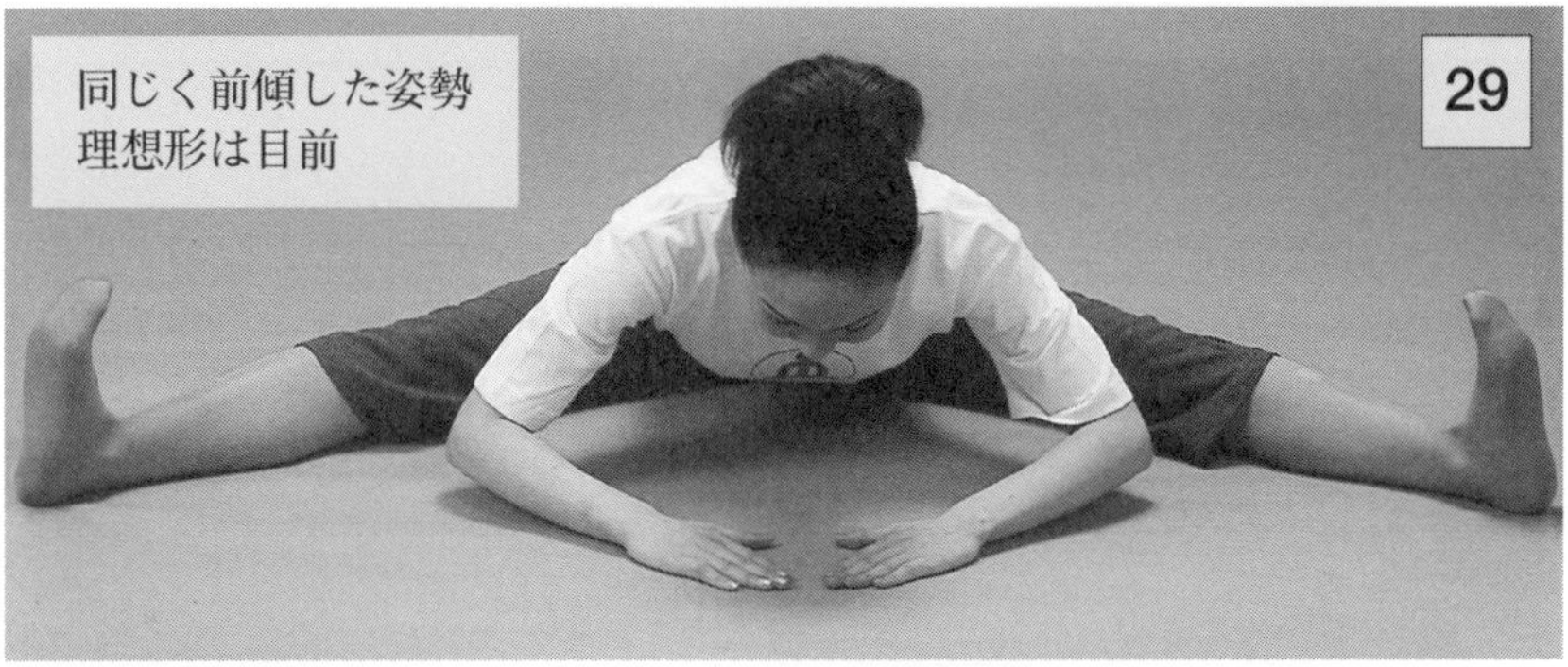

29

同じく前傾した姿勢
理想形は目前

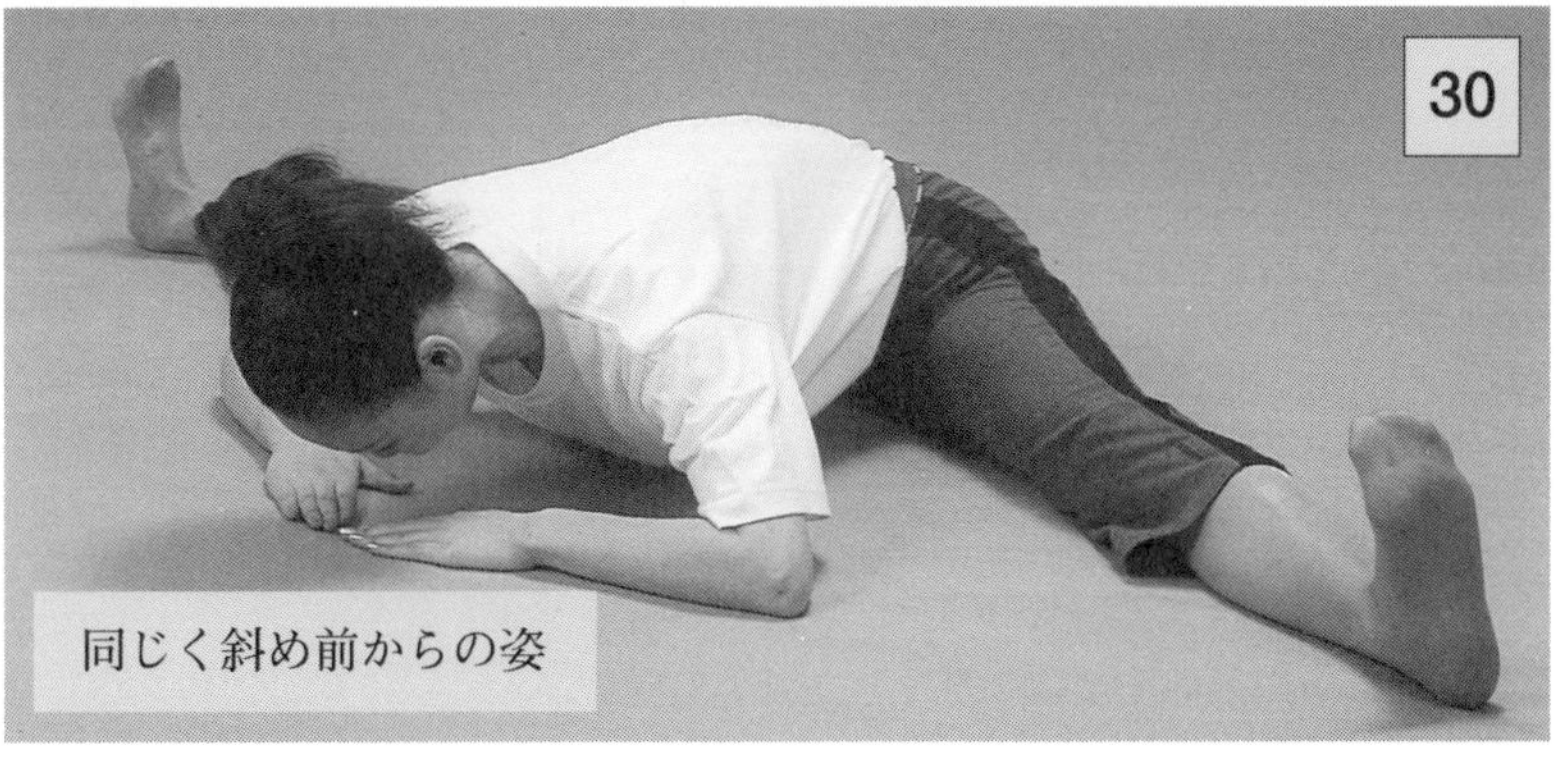

30

同じく斜め前からの姿

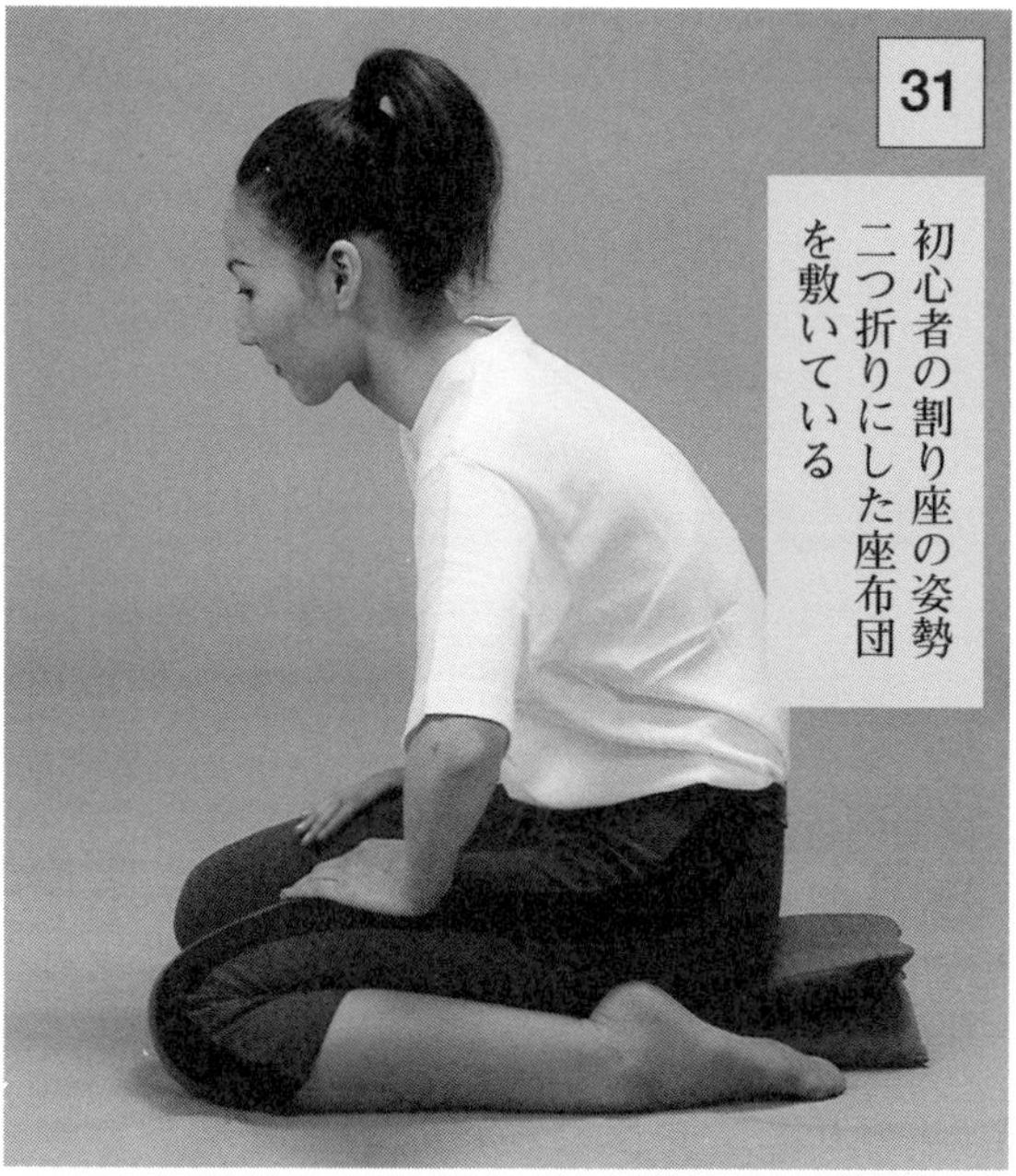

31

初心者の割り座の姿勢
二つ折りにした座布団を敷いている

姿勢と斜め前から見た姿勢です。理想形に至る直前の姿勢です。

4　第四体操——五合目へたどりつくまでの実修法

さて、いよいよ第四体操です。この体操は膝を深く折るので、膝に欠陥を持つ人にはつらい動きです。くれぐれも無理をしないようにしてください。

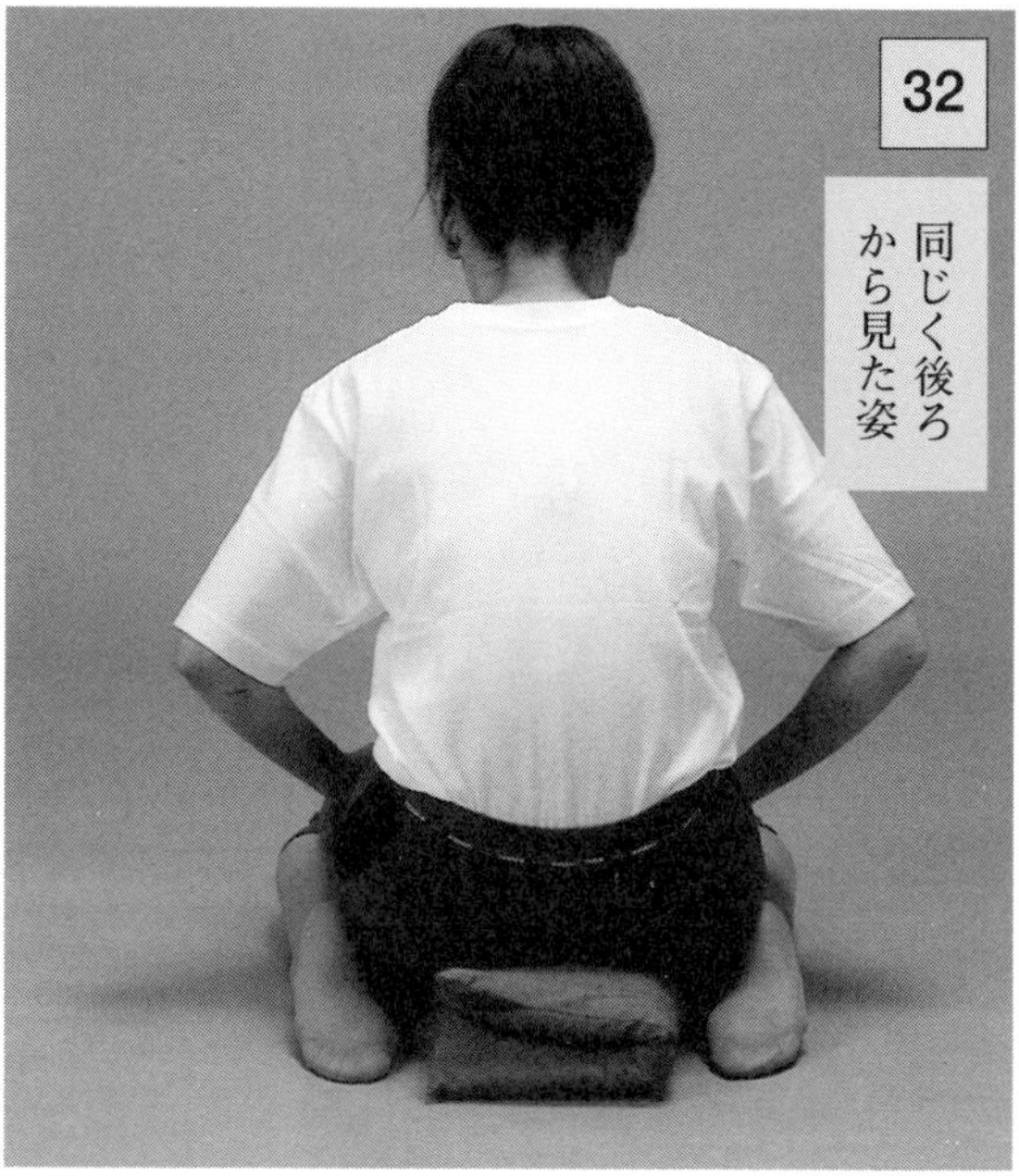

32

同じく後ろから見た姿

(1)　初心者の実修法

●割り座を修得する

写真31（横から見た姿）と**写真32**（後ろから見た姿）

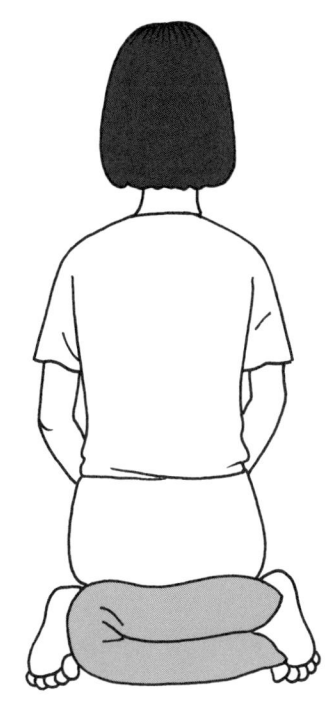

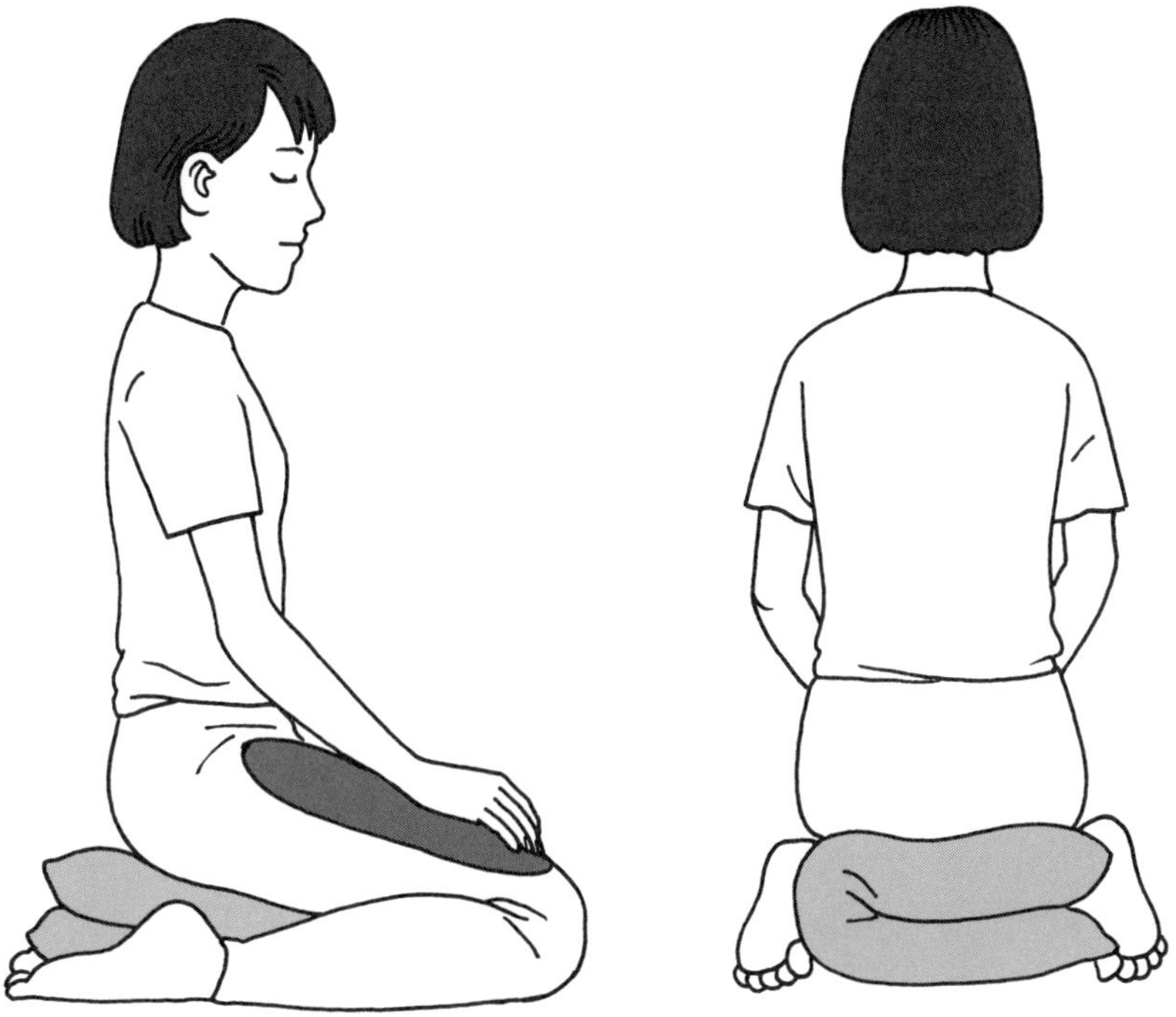

図10　尻に敷いた座布団はだんだんと薄くして尻を落とせるようにする

は、初心者の割り座の姿勢です。ふだん正座の習慣のない初心者では、ほとんど割り座ができませんので、尻の下に二つ折りにした座布団を敷いています。それでも、ご覧のように腰がひけ、背中が丸くなっています。

そこで、**図10**のように、尻の下に座布団を二つ折りにして敷き、割り座が無理なくできるように練習をしましょう。また、日ごろから正座の習慣をつけ、割り座に慣れるようにすると、そのうち、座布団を敷かなくても割り座ができるようになります。

また、風呂に入ったとき、湯舟の中で割り座の練習をするのも一法です。水中では浮力が働き、筋肉もほぐれているので、あまり痛みを感じないで練習ができます。毎日続けることが肝要です。

写真33が正しい（美しい）割り座の姿勢です。尻が深く落ち、背筋が真っすぐに伸

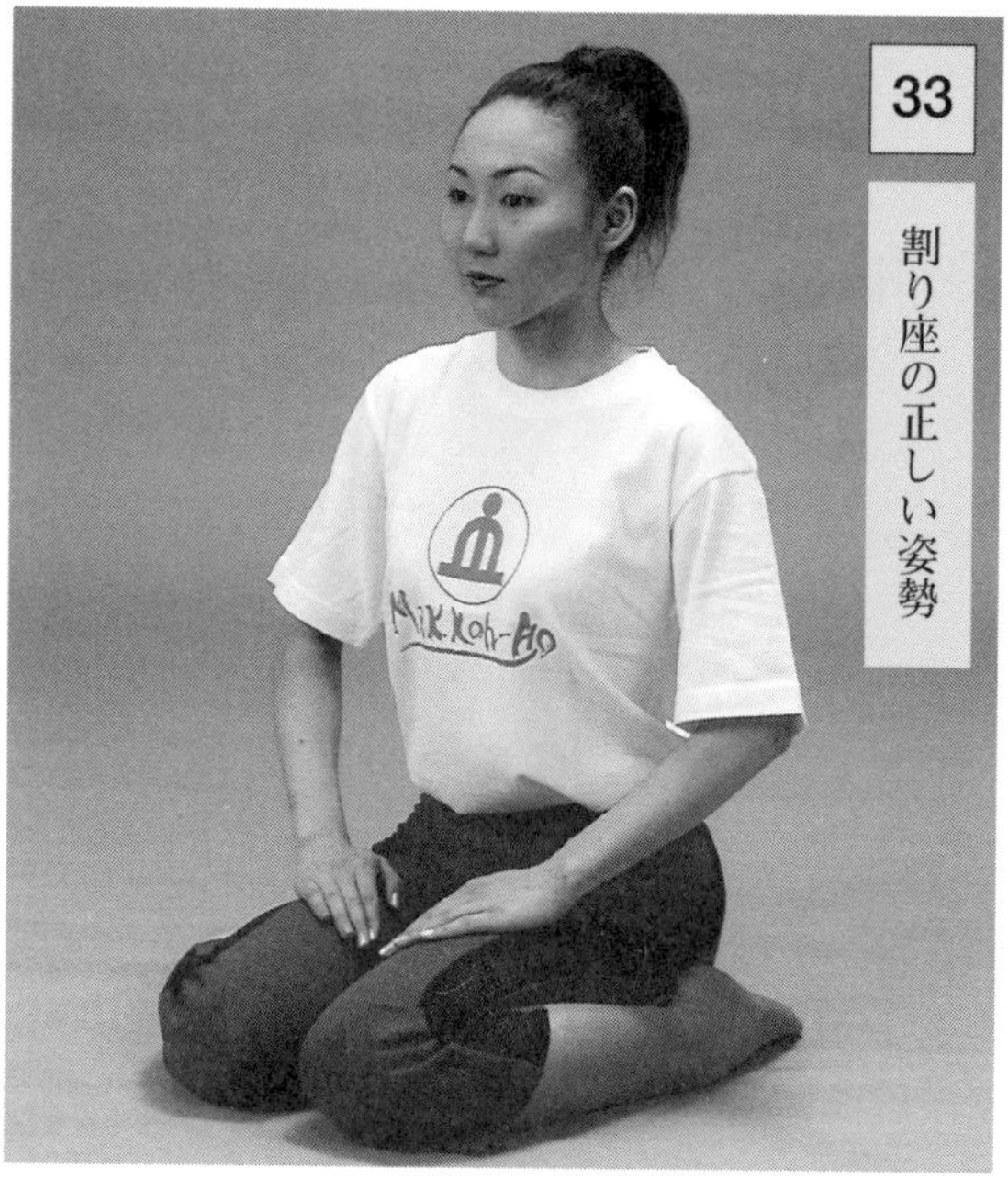

33 割り座の正しい姿勢

びています。

●上半身を後ろに倒したとき、膝が浮く人の練習法

第四体操は、割り座をして上半身を後ろへ倒すのですが、そのとき、初心者は**図11**のように膝が床（畳）から浮いてしまいます。これは、大腿部の前面の筋が萎縮していて伸びないためです。そのようなときは、**写真34**のように、倒れ込む後ろ側に座布団を重ねておき支えにするとよいでしょう。慣れるにつれて座布団の枚数を少なくします（**写真35**）。

また、**写真36**のように、連れ合いや家族に補助してもらうのは一層効果的です。

●膝の痛い人、腰痛の人の実修法

先ほども述べましたが、膝の痛い人、腰痛の人にとっては、第四

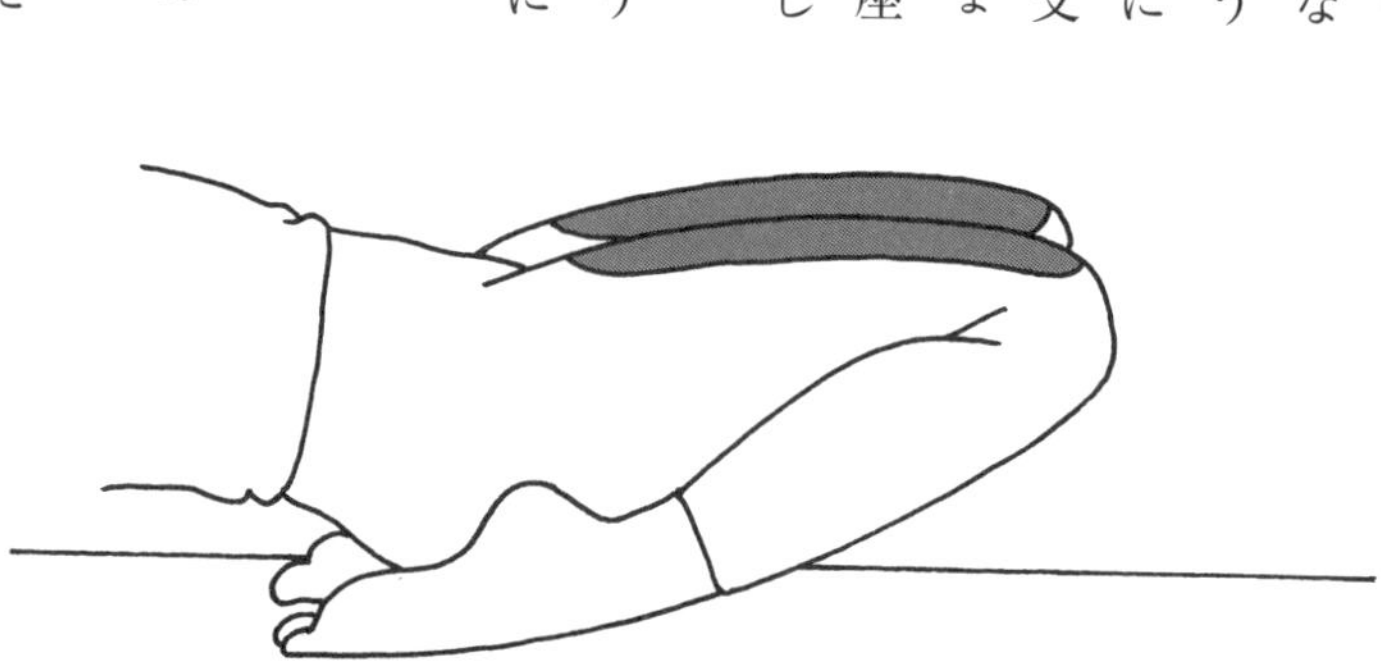

図11　初心者はこのように膝が浮きやすい

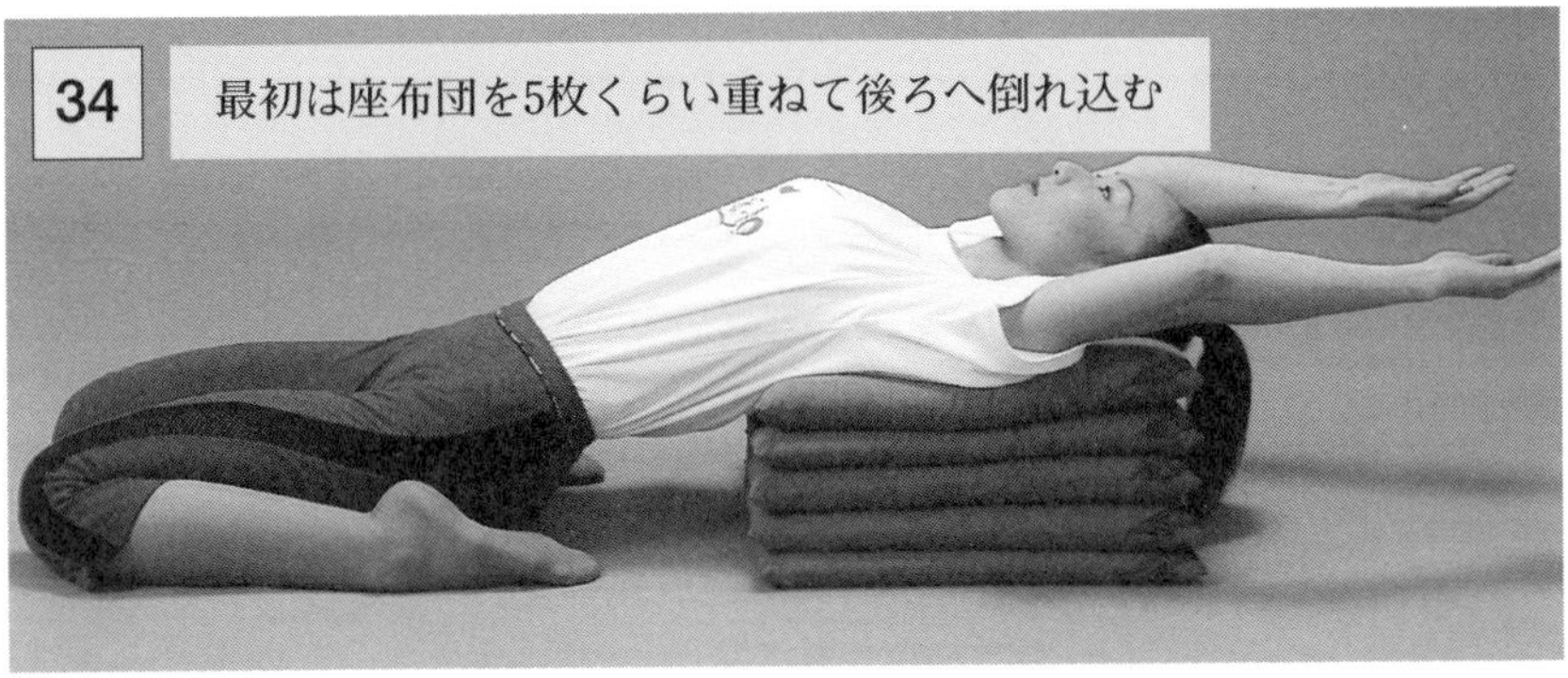
34
最初は座布団を5枚くらい重ねて後ろへ倒れ込む

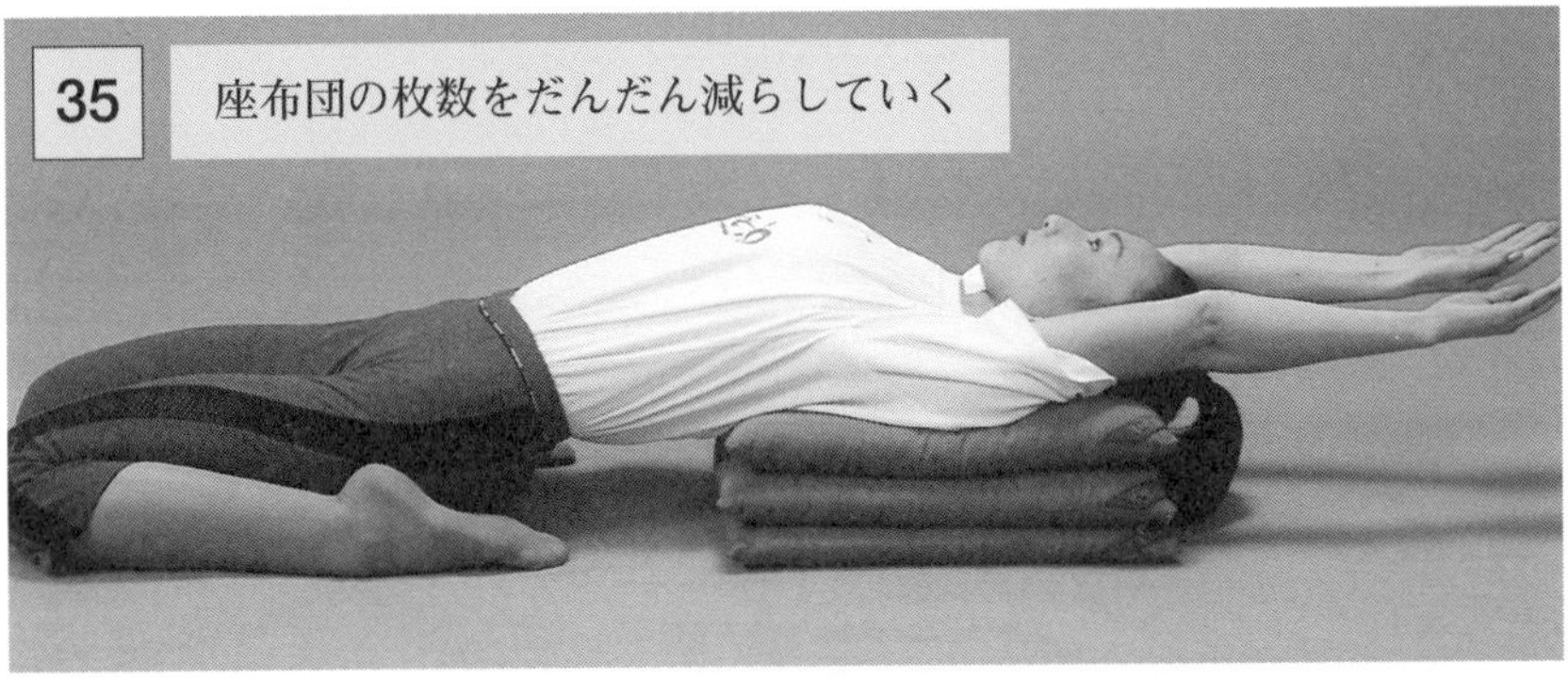
35
座布団の枚数をだんだん減らしていく

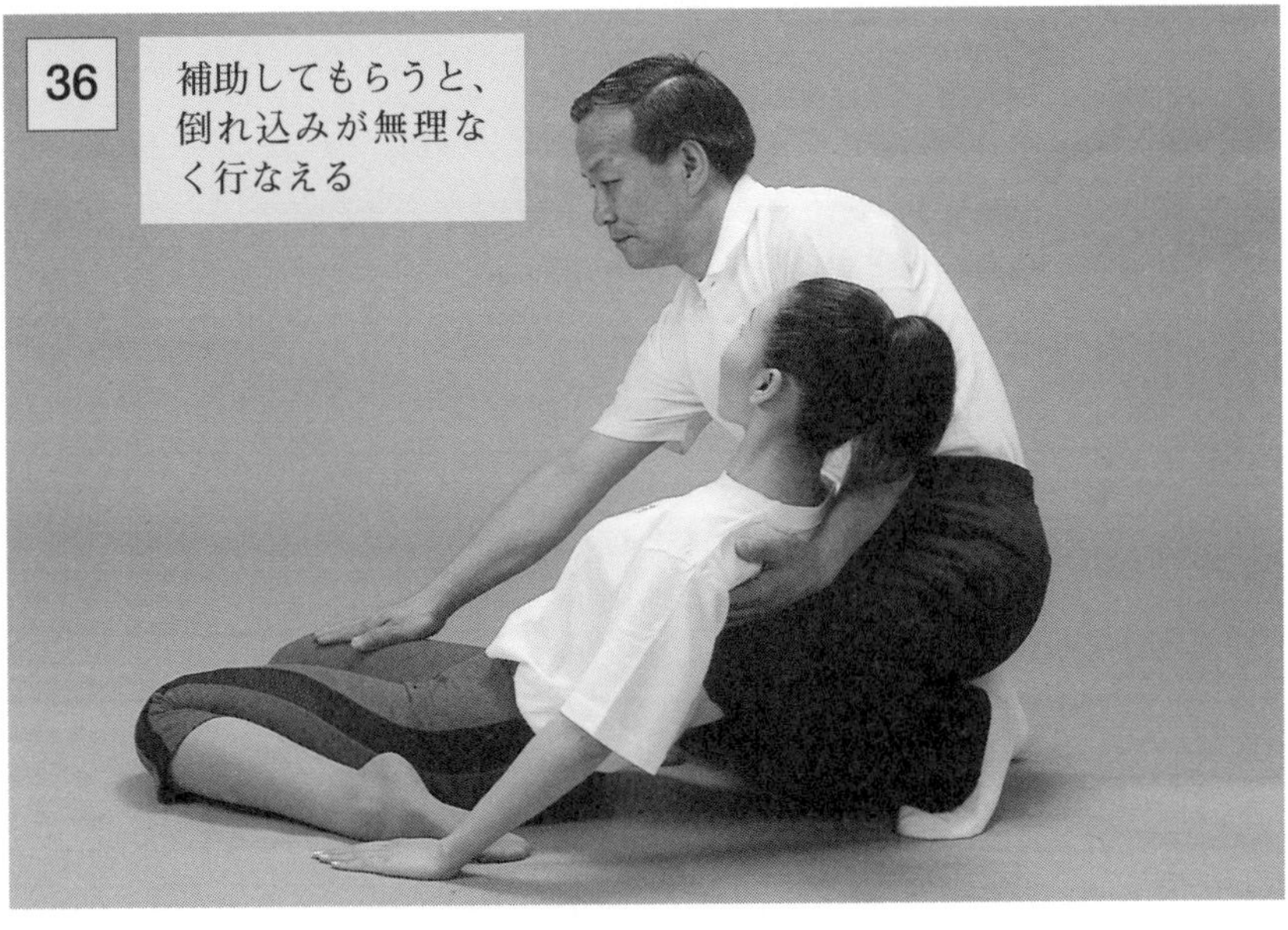
36
補助してもらうと、倒れ込みが無理なく行なえる

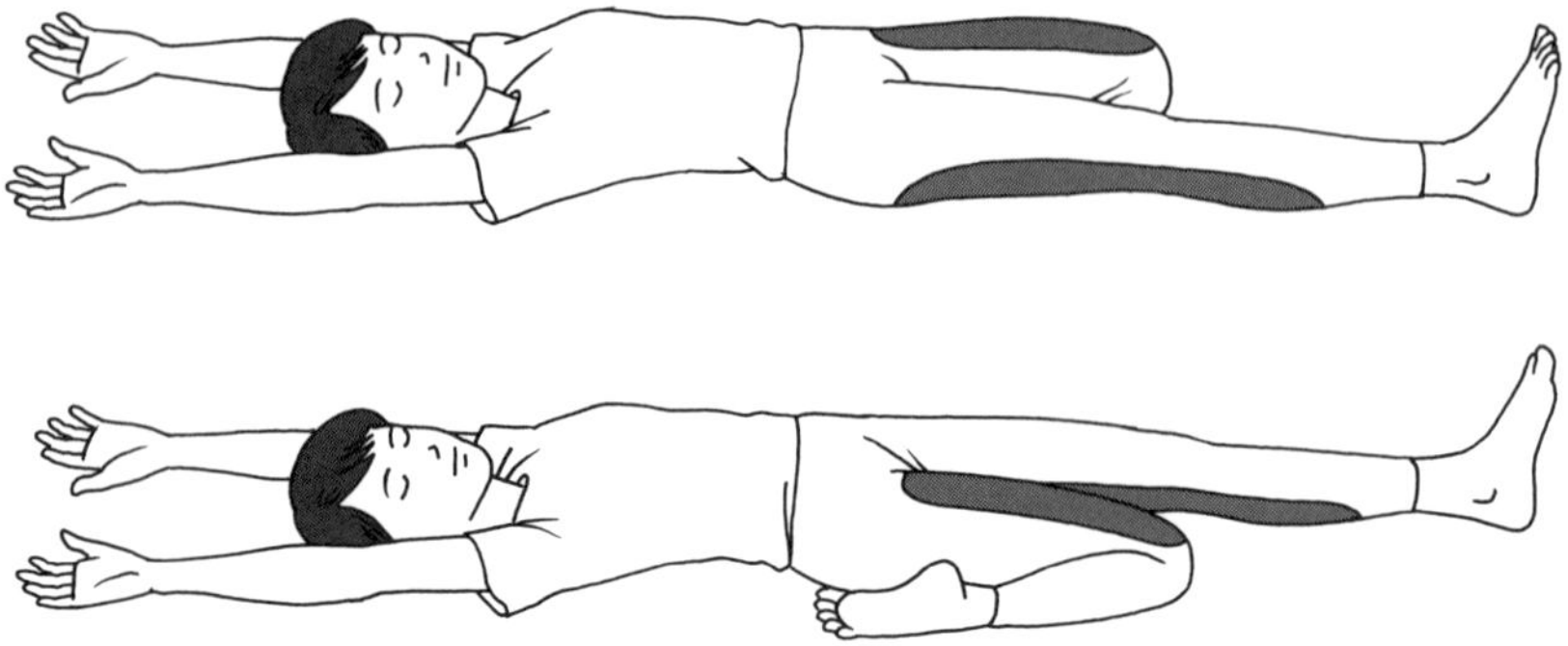

図12　膝や腰の痛い人の実修法

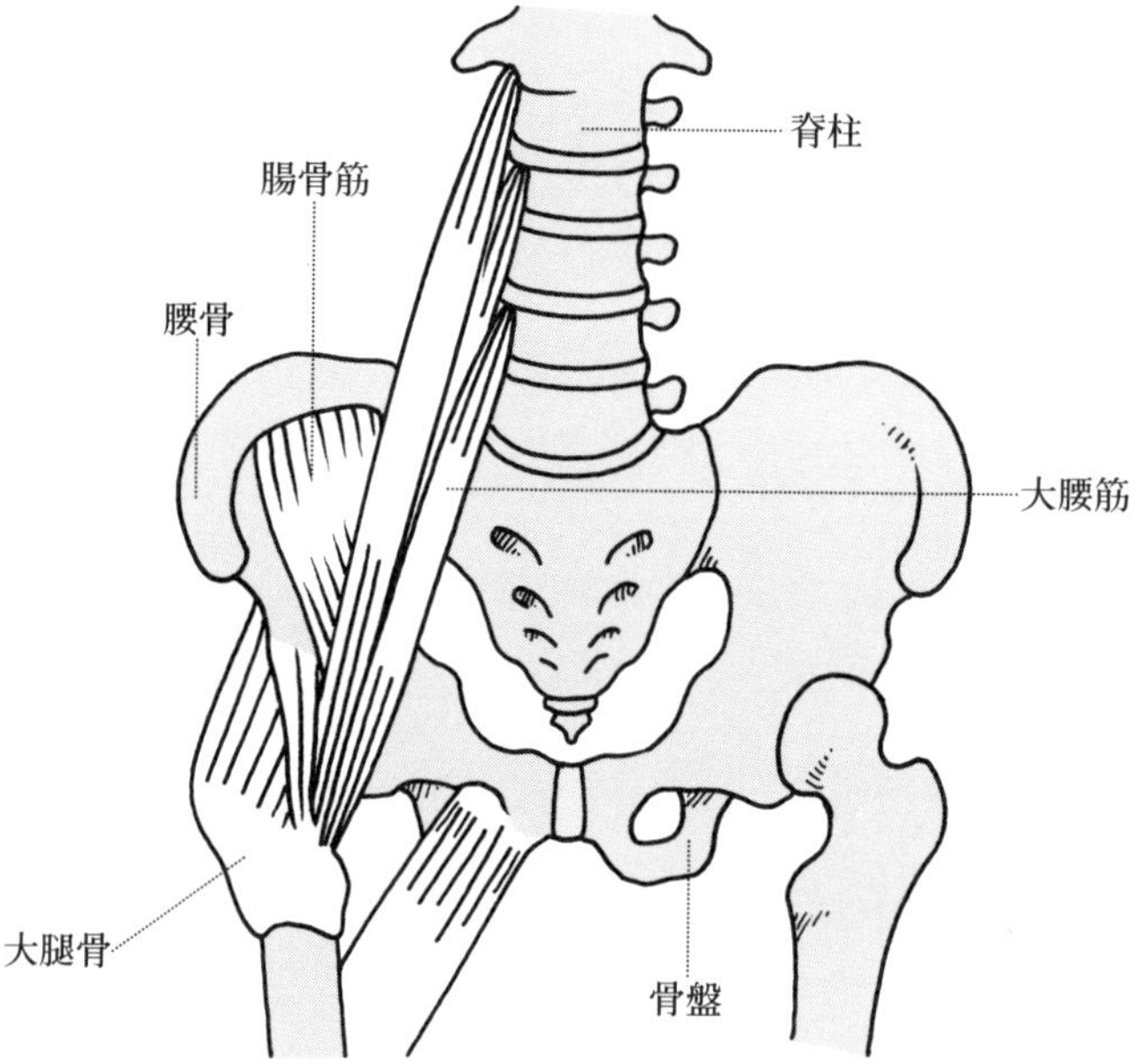

図13　大腰筋の構造

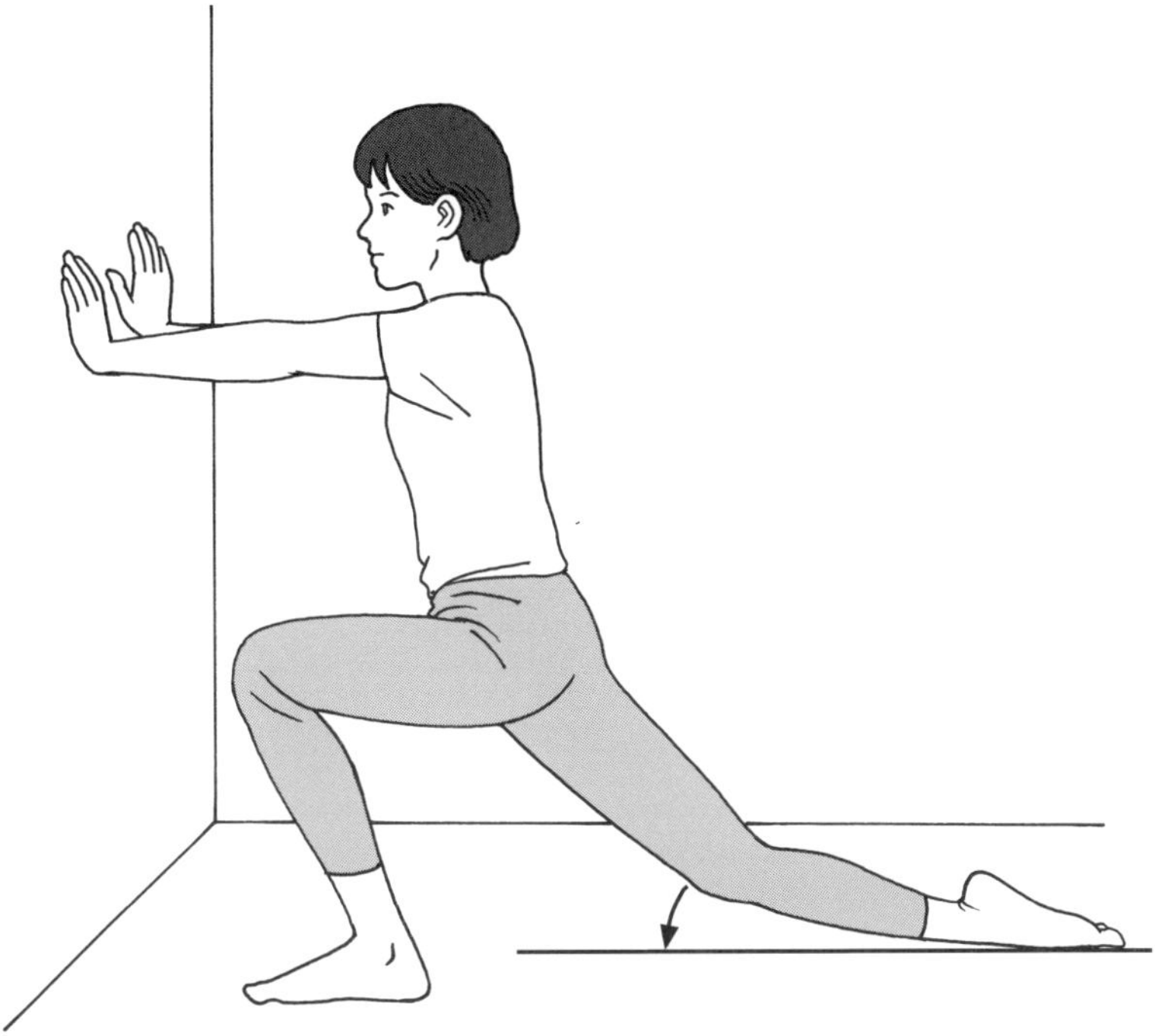

図14　大腰筋を伸ばす体操

体操はかなりきついことです。無理をしないで加減しながら、徐々に徐々に実修していきましょう。**図12は、腰痛の人におすすめするやり方**です。

片方の脚は伸ばしたまま、上体を後ろへ倒すようにします。これを交互に行ないます。

膝が痛く、第四体操のできない人は、大腰筋だけはしっかり伸ばすようにしてください。

脊柱と大腿骨をつなぐ大腰筋（**図13**）は、腸骨筋とともに骨盤の中を走り鼠径部《そけいぶ》をなしています。そのはたらきは、脊柱を支え、骨盤を立て、腰椎をおなか側から引っ張って脊柱にかかる負担を減らす役割をしています。また、大腿（太もも）を引き上げて効率よく歩く動作を助けるという重要な役割も担っています。

その大腰筋の伸ばし方は、**図14**を参考にしてください。壁押し体操の要領で、肘《ひじ》を伸ばして胸を張り、腰を落とし、後ろへ引いた脚の鼠径部（大腰筋）を伸ばします。左右脚を替えて、息を吐きながら一度に一〇〜二〇回行ないます。また、112ページの補助体操もしてください。

第一〜第三の体操は普通にし、第四体操だけ変則の体操をしていても、自然、膝の痛みがなくなったという人もいますから、「膝が痛いから、私は駄目だ」と思わず、根気よく真向法体操をすることをおすすめします。

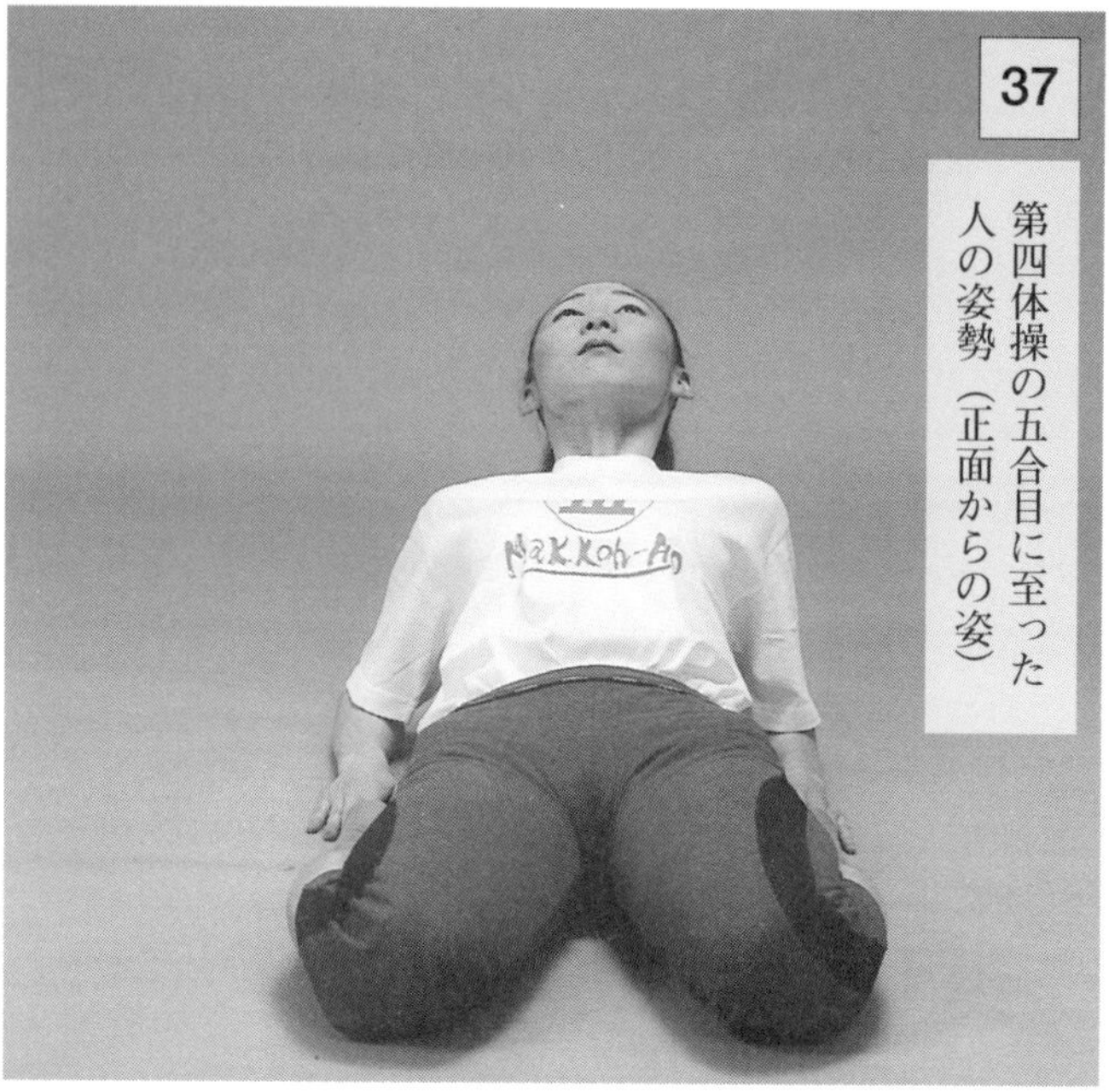

第四体操の五合目に至った人の姿勢（正面からの姿）

(2) 五合目に至った人の実修法

写真37（正面から見た姿）と**写真38**（横から見た姿）は、五合目に至った人の姿勢です。五合目の人は、写真のようにまだ肘をついています。割り座が完全にできるようになると、ほぼ五合目に至ったと思ってよいでしょう。第四体操は、五合目が一つのヤマ場です。それゆえ、五合目に至った人の実修法は特別のものはありません。ひたすら継続です。

第四体操は八合目というのがなく、姿勢（かたち）としては五合目あたりから、一気に理想形に到達します。とはいっても、それはかたちだけですから、身体にまだ硬さ（窮屈さ）が残っています。この窮屈さが完全になくなったときが完成形です。そのかたちが**写真39**（正面から見た姿）です。

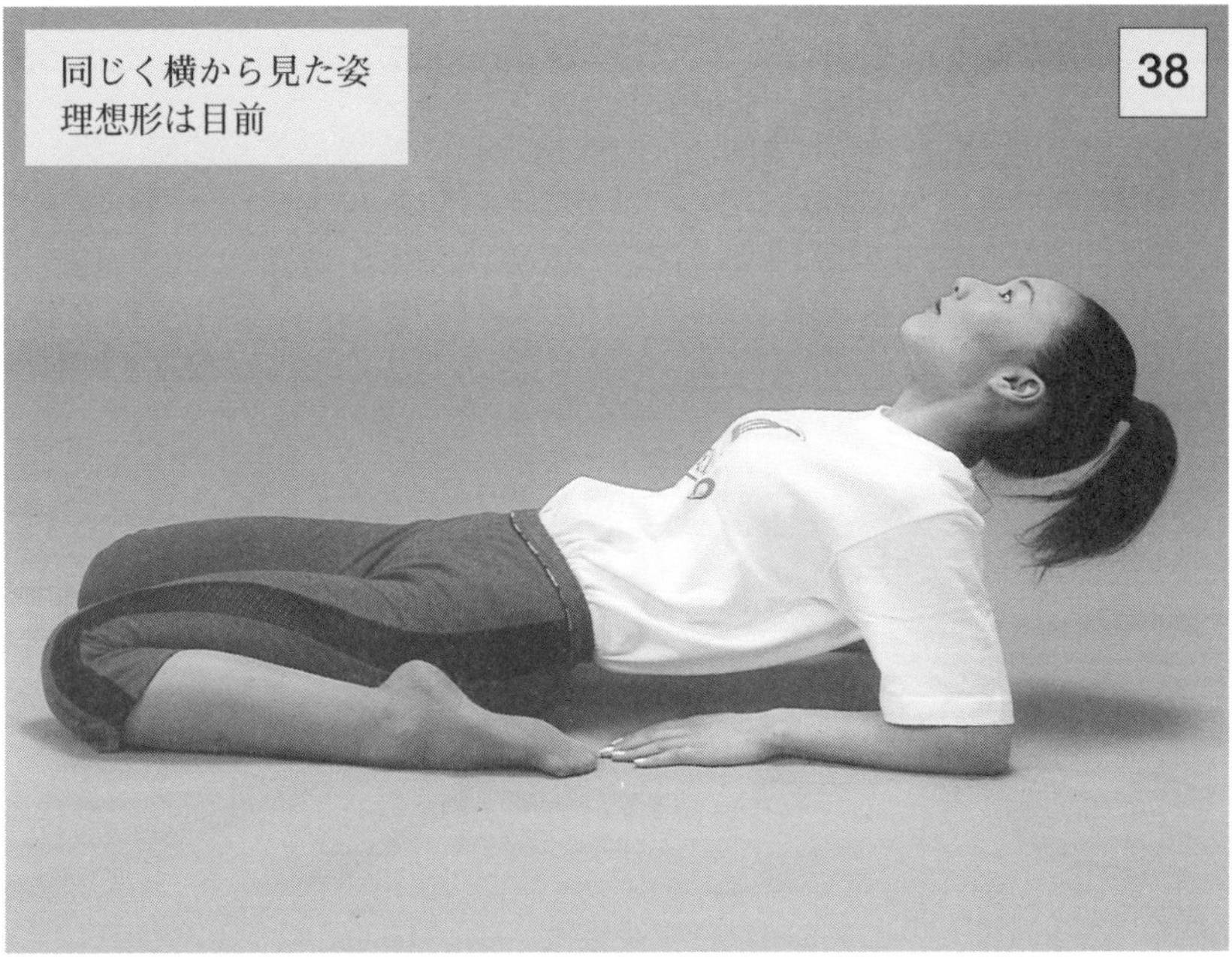

同じく横から見た姿
理想形は目前

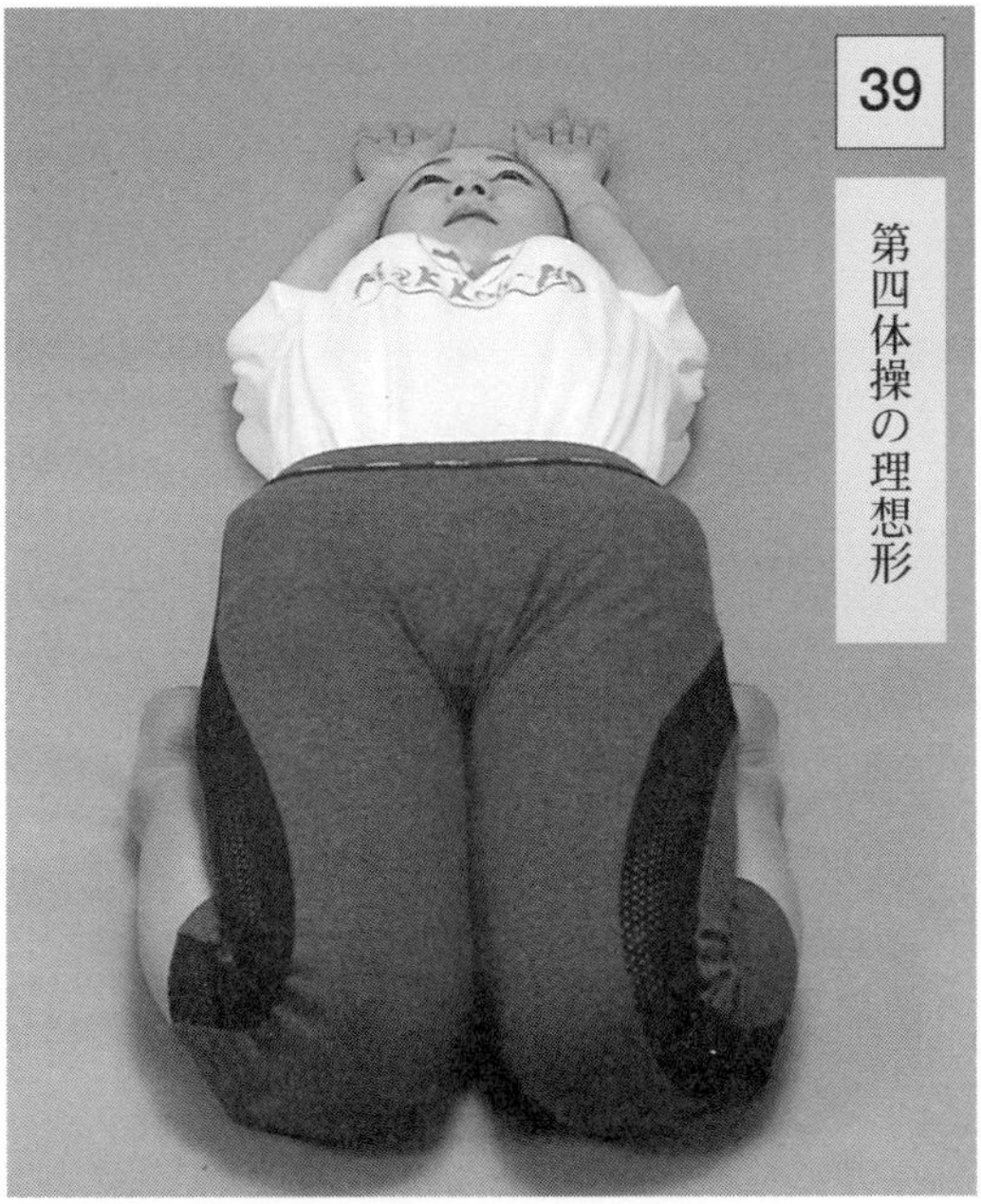

第四体操の理想形

とうとう、第四体操の理想形（完成形）にまでやってきました。みなさんの「継続の力」を信じて、本章を終わります。

（なお、「真向法協会」では、真向法の実修をＤＶＤで紹介した『ＤＶＤ真向法』（定価三五〇〇円、送料二〇〇円）と『ＤＶＤ真向法・補導体操』（定価五〇〇〇円、送料二〇〇円）を発売しています。ご希望の方は、真向法協会へお申し込みください）

補助体操のいろいろ

○股関節を柔らかくする体操（図）

片膝を立てて息を吸い、息を吐きながら膝を外側に倒します。倒したまま、10秒間静止します。

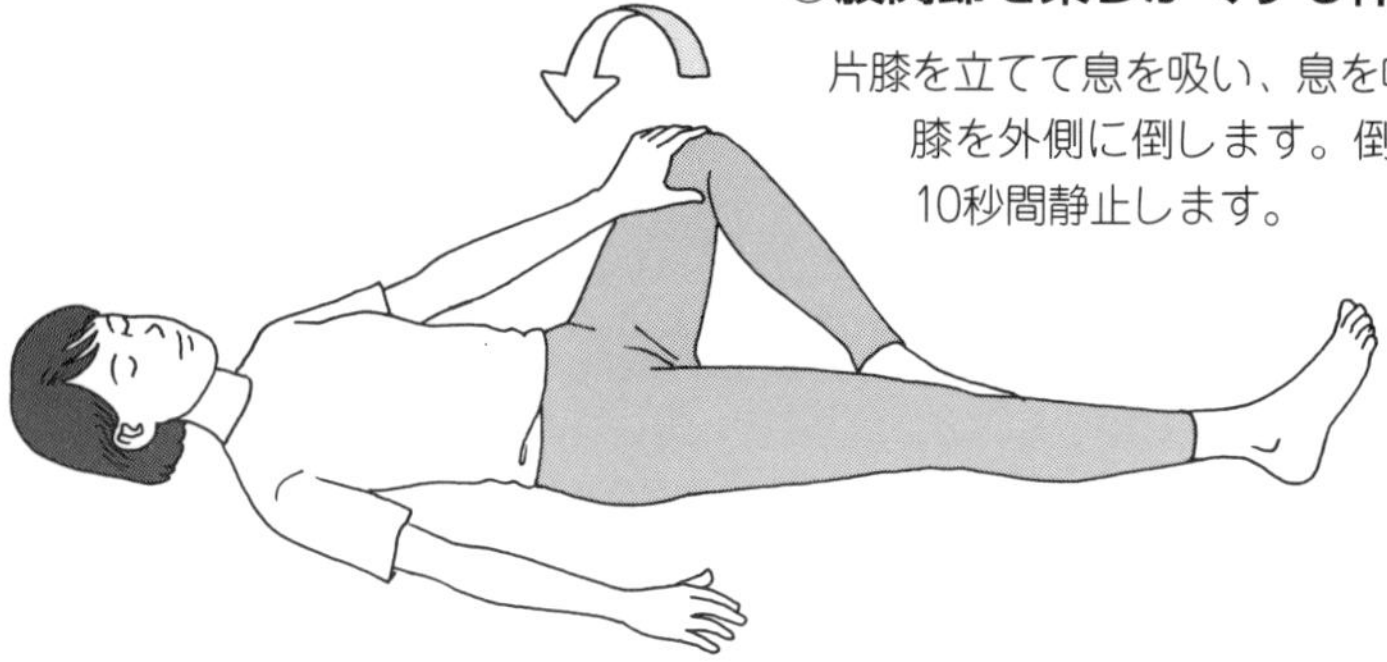

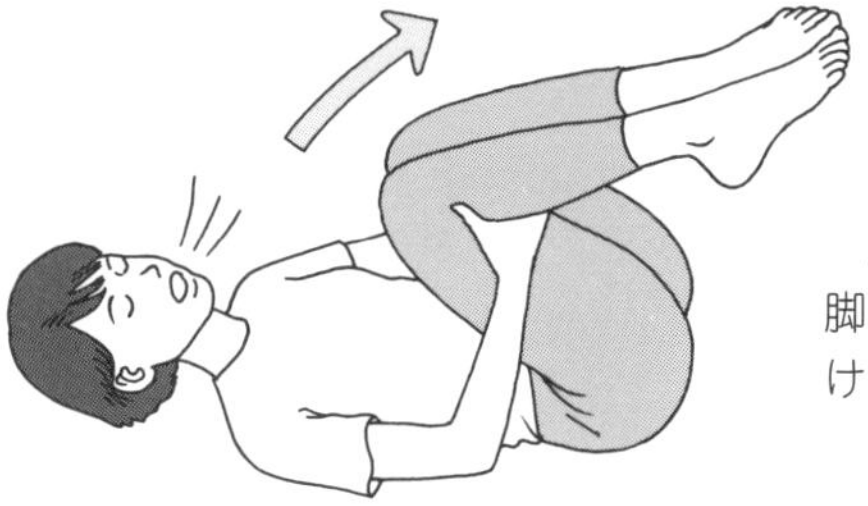

○大腰筋を柔らかくする体操

▽大腰筋を伸ばす体操（図）

息を吐きながら、伸ばそうとする脚を逆に両手で10秒間胸元に引きつけます。

▽大腰筋を引っ張る体操（図）

左右に開こうとする両膝を、両手で10秒間、閉じるように押さえつけます。

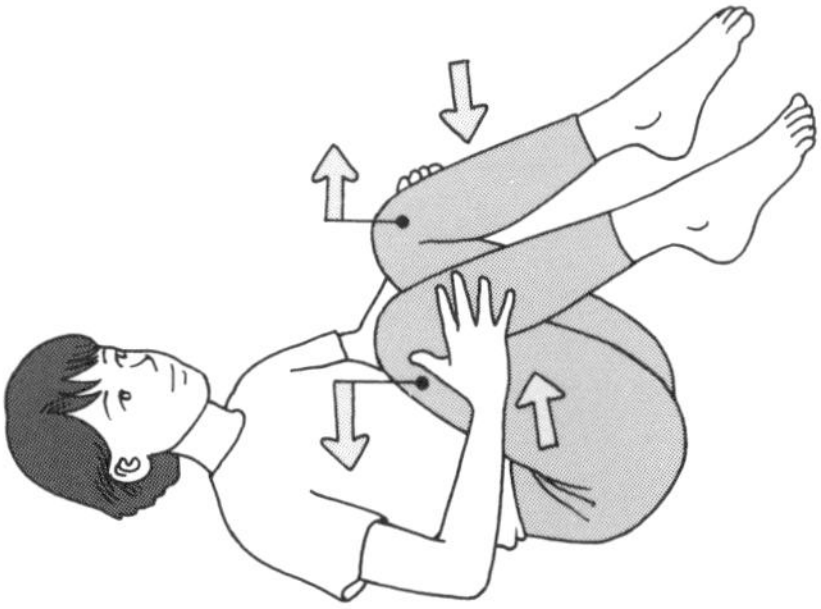

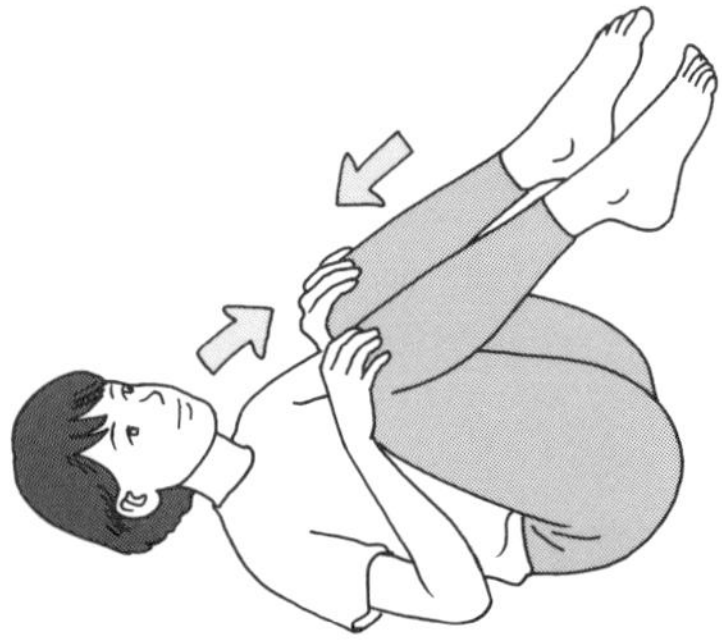

▽大腰筋を縮める体操（図）

両膝は胸に近づけるようにし、息を吐きながら10秒間、両手で押しかえすようにする。

股関節と大腰筋を柔らかくする

○腰の回転体操（図）

腰を柔軟にするため、腰の捻転を行ないます。仰向けに寝て、両腕を左右に広げて上体を安定させ、両膝を立て、そのままを左右に倒します。これを20回ほど繰り返し行ないます。この体操は、股関節の左右のバランスを崩している人にも有効です。

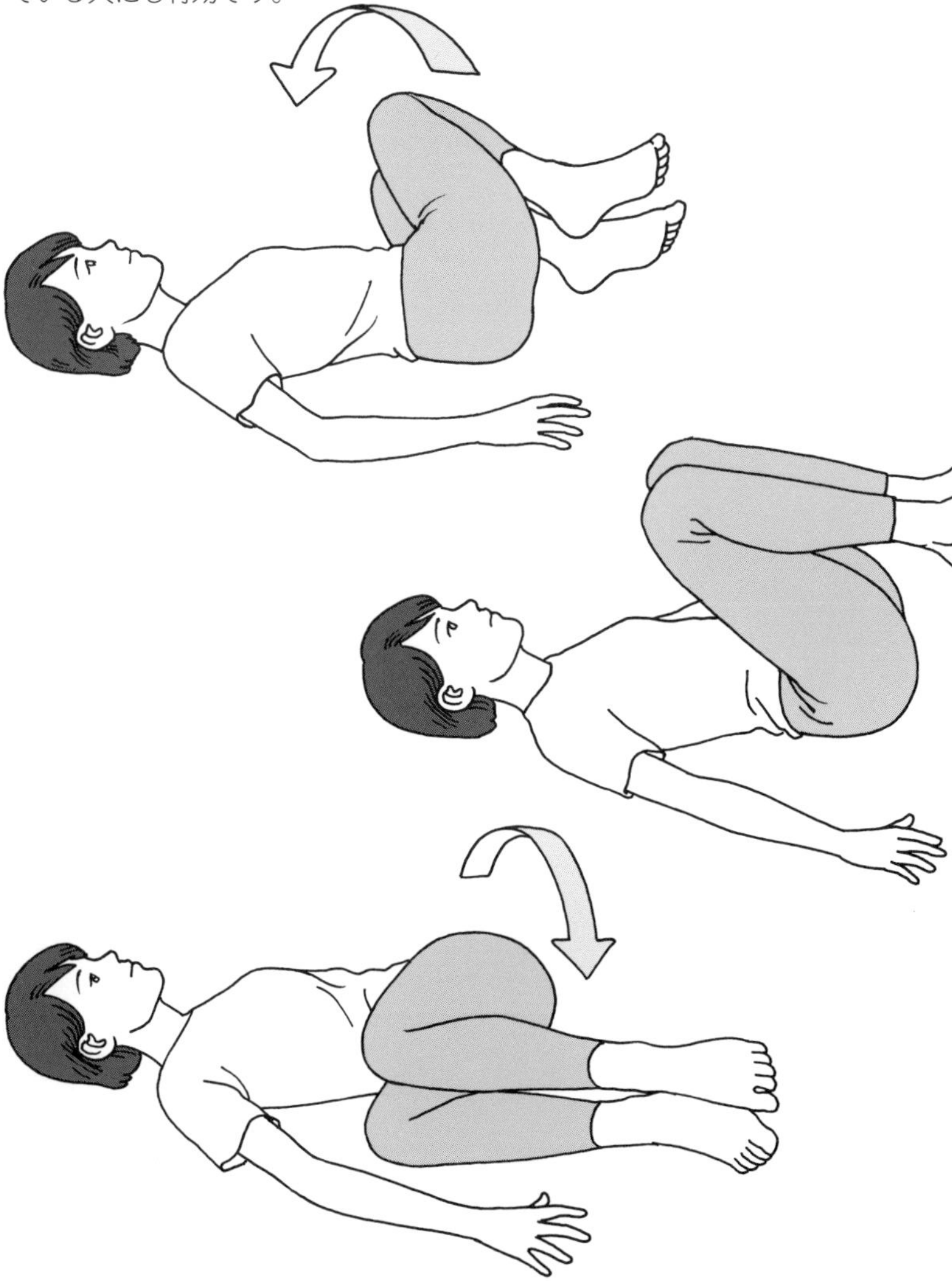

○脚のつる人へ――足指の体操と脚の三里への刺激

最近、脚がつって困るという人が多いようです。食生活などの影響もあるのでしょうが、基本的には下半身の手入れを怠っていることが原因です。真向法を始めれば、自然と脚のつりはなくなりますが、より効果的なのは、足指の体操と脚の三里への刺激です。

こむら（下腿の裏筋）がつる人は、図のように、朝夕、両足の指を縮めたり伸ばしたりする足指体操をすると効果的です。つってしまったときは、踵《かかと》を前方へグッと突き出すようにするとおさまります。

また、脛《すね》の外側（漢方でいう三里）がつる人（これは非常に痛いものです）は、その予防として朝夕、図のように、三里のあたりを他方の脚の踵でぐりぐりと刺激すると効果的です。つってしまったときは、つった脚の足裏を上に向け、内側（土踏まずの側）をより一層開くようにするとおさまります。

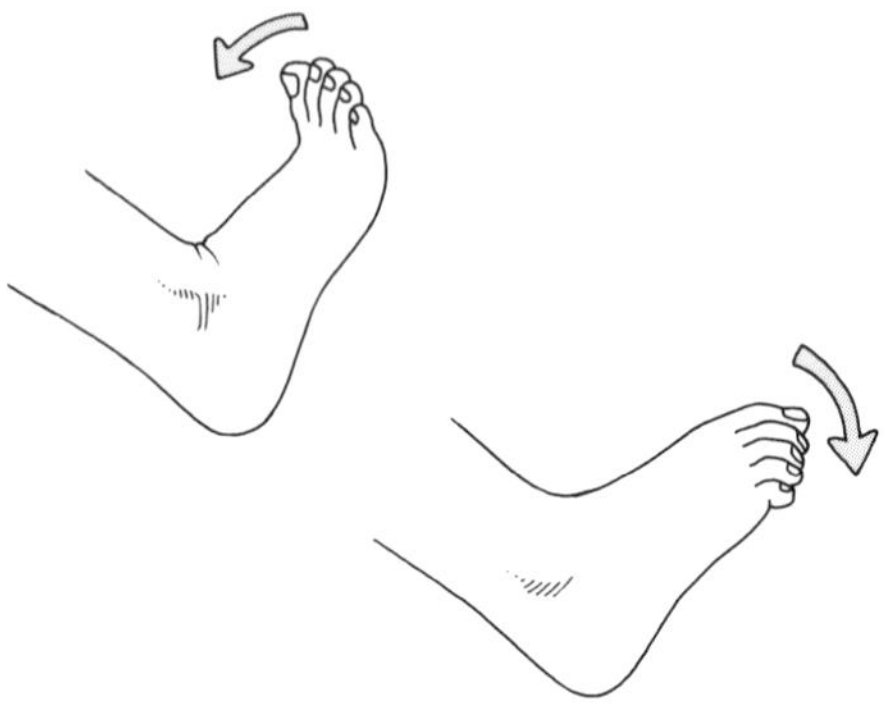

足の指の運動

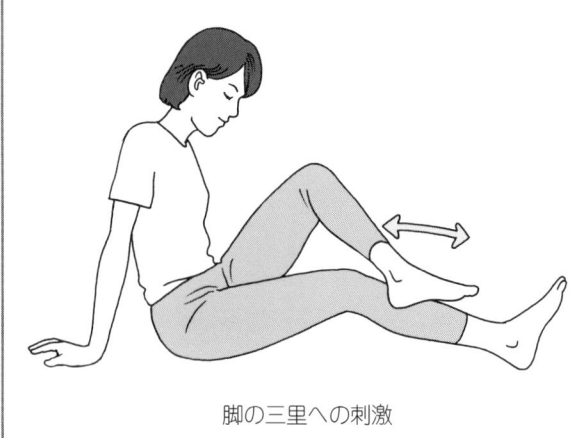

脚の三里への刺激

あとがき

本書の特徴は、「第1部　真向法とは何か」「第2部　真向法の実修」として、理論編と実修編の二部構成にしたことです。それによって、真向法の理論と実修の両面をそれぞれ深く掘り下げることができました。本書を現時点での真向法の決定版と位置づけます。

特に、第1部第2章の「2　人体構造から見た真向法の四動作」では、真向法の四つの体操が人体構造とどのように関連し、四つの体操によって、それぞれ対応する関節や筋肉がどのように活性化するかを分かりやすく説明できたと思います。この節は、日本構造医学協会、バイ・デジタル・オーリングテスト協会、新免疫治療研究会に所属し、人体構造医学に精通している金井接骨院院長の金井聖徳氏に監修していただきました。厚く御礼申し上げます。

もう一つ本書の特徴は、初心者が真向法体操を実修する際、その「痛さ」に負け、つい挫折しがちなのですが、写真や図解を使って、その「痛さ」と無理なく共存し、飼い馴らしてしまう方法をていねいに述べたことです。本書のとおりに実修すれば、三カ月もすると痛さはあまり感じなくなります。そして、五カ月もすれば、真向法体操をやらないと何か忘れ物をしたような気持ちになり、身体が柔軟になったことを実感します。そうなれば、真向法はあなたのものになったといってよいでしょう。

真向法の理想形（完成形）に到達するには、二年も三年もかかるのが普通ですが、どうぞ、途中であきらめないでください。理想形に達しなくても、あなたの身体は日一日とより柔軟になり、内臓なども良好になっているのですから。真向法は死ぬまで継続する体操なのです。自分の健康を自分で創造し、立派に人生を完結するために。

最後になりましたが、本書の企画・編集については農文協書籍編集部の本谷英基氏に大きなご協力をいただきました。記して御礼申し上げます。

佐藤　良彦

編者紹介

公益社団法人 真向法協会

公益社団法人真向法協会は、内閣府認定の公益法人です。会員制で組織され、社会のすべての人々の健康づくりに寄与することを目的としています。

当協会に加盟する各真向会等が全国各地で活動を行なっていますので所在地、連絡先等は当協会にご照会されるか、下記ホームページをご覧ください。

〒150-0036 東京都渋谷区南平台町13-16
電話 03-3461-4556
FAX 03-3461-6938
ホームページ http://www.makkoho.or.jp

決定版 真向法
——3分間4つの体操で生涯健康

2004年11月15日 第1刷発行
2023年5月15日 第18刷発行

編者 公益社団法人 真向法協会

発行所 一般社団法人 農山漁村文化協会
郵便番号 335-0032 埼玉県戸田市上戸田2-2-2
電話 048(233)9351(営業) 048(233)9355(編集)
FAX 048(299)2812 振替 00120-3-144478
URL https://www.ruralnet.or.jp/

ISBN978-4-540-04184-6 制作／(株)農文協プロダクション
〈検印廃止〉 印刷／(株)新協

製本／根本製本(株)
Printed in Japan 定価はカバーに表示
乱丁・落丁本はお取り替えいたします。